安全な医療のための「働き方改革」

植山 直人、佐々木 司

岩波ブックレット No. 999

はじめに

日本の医療は安全か？

２０１６年、筆者（植山）は、共同通信社の記者から医師の労働問題に関する取材を受けました。その記者は、千葉県のがんセンターの医療事故の取材を行っていたそうですが、取材した医師たちの多くは過重労働の問題を口にするという話でした。そのため、医療事故の記事を書くためには医師の過重労働の問題を知っておく必要があると思って筆者のもとに来たのでした。

医師の労働問題は、医師個人の権利の問題や、ワークライフバランスの問題にとどまりません。医療の安全性に大きくかかわる問題ですが、日本ではこの視点から議論されることはほとんどありません。医療界はむしろ、この問題を避けてきたといえます。

医療の安全に関して、最近、社会的に大きな問題となったものに、群馬大学病院医療事故事件があります。

群馬大学病院医療事故事件とは、２００９～14年に群馬大学医学部附属病院で行った腹腔鏡手術などによる医療事故事件です。肝臓手術後の死亡事例が多いことの報道をきっかけに、第三者による調査委員会の報告書が出されています。ここでは、個人の問題に矮小化できない大学病院の労務管理も含めた管理体制に大きな問題があることが指摘されています（30ページ）。医師の働き方を改善しなければ、同様の事件が繰り返される危険性があります。

医師の仕事は聖職であるとして、それを理由に医師の長時間労働は当然である、と主張する医師たちがいます。しかし、その医師たちは聖職者でありながら、長時間労働が医療安全を脅かしていることを語ろうとしません。何よりも聖職者には真実を語ることが求められるはずです。日本の医師に求められる聖職者としての在り方は、嘘をつかず事実を丁寧に説明することでしょう。この点が十分に守られていないことは、医療不信を生んでいると思います。

医師の過労死が止まらない

２０１８年に公表された厚生労働省（厚労省）の資料では、病院勤務医の約4割が、１カ月の時間外労働が80時間以上と、過労死ラインを超えて働いていました。07年の過労死弁護団全国連絡会議の調査では、それまで労災（労働災害）認定を受けた医師や裁判中のものなどを含め、医師の過労死事件は22件となっています。17年は4件の医師の過労死が報道されています。過労死裁判が多発するようになったのは１９９０年代の後半からですが、医師の過労死がなくなる兆しはありません。しかも、遺族が長時間労働を証明することは困難で、労災が認められるケースは氷山の一角にすぎません。

病院管理者の非常識

２０１７年から厚労省の検討会で医師の働き方について議論されています。当初、医療界を代表する委員が「医師は労働者ではない」と主張するなど、この問題の深刻さが露呈しました。このことは、日本の病院管理者の社会的な常識の欠落、管理者としての自覚と適性のなさが、勤務医の過重労働を生んでいることを証明したといえるでしょう。

90年代後半から医師の過労死裁判が報道されていますが、２００４年、研修医も労働者であるとの判断が裁判で確定したことは、医師の間でも大きな話題になりました。多くの医師が過重労働で命を落とし、過労死裁判で労災と認められていることは社会的にも広く知られているといえるでしょう。にもかかわらず、今も病院管理者が「医師は労働者ではない」と主張することは、勤務医に対して労働基準法（労基法）を守っていないことを、自ら告白していることになります。

女性差別さえ生む医師の過重労働

この原稿を書いている２０１８年8月に、東京医科大学の入学試験において、女性の合格者数を減らすことを目的に、試験結果を操作していたことが明らかになりました。医学部において女性合格者を減らす受験調整が行われているとの噂は以前からありましたが、まさか組織的、計画的に点数操作を行っていたとは驚きです。日本女性医療者連合は、女性の医学部合格者が不自然に少ないことを、大学受験の合格者に関するデータより分析し、その結果をホームページ上で公表しています。そこでは、十数年前から医学部の女性医学生比率が伸びなくなっていることなどから、多くの大学で女性受験生への差別が行われている可能性を示しています。

女性医師を減らす動機としては、「女性は結婚や出産を機に職場を離れるケースが多いため」病院の診療体制に支障をきたすことが挙げられていますが、これは日本の医師の過重労働が根本的な原因です。日本の医師は、配偶者に専業主婦をもつ男性医師をモデルとしています。このモデルの男性医師は、家事も育児も行わずに仕事だけに専念することが前提となっています。医師が余裕をもって働ける環境がないために、歪んだ女性差別が引き起こされているのです。実際、EU（欧州連合）諸国では医師の約半数は女性ですし、OECD（経済協力開発機構）加盟36カ国の中で、女性医師の比率が最も低いのは日本です。

18年、ニュージーランドでは女性の首相が妊娠し、出産休暇を取りました。重責を担う首相が休みに入ることについて、政府はしっかりとした体制があるので何ら問題ないとし、国民も首相の妊娠を祝福しました。これが、世界の潮流です。

一方で、看護労働にも厳しいものがありますが、看護の24時間体制を守っているのはほとんどが女性です。看護は交代制勤務が明確に確立されているため、24時間体制を守ることができるのです。この点からも、日本での医師の労働上の性差別がいかに異常であるのかがわかると思います。

政策が生んだ医師不足が長時間労働を生む

日本の人口当たりの医師数は、先進国の中では最低レベルです。実は1960年頃は、日本の医師数もヨーロッパの医師数とほとんど変わりがありませんでした。しかし、日本では82年と97年の2回にわたり、医師数を抑制する閣議決定が行われたため、医師数はOECD平均より3割ほど少なくなっています。この医師数で世界トップの高齢化社会の医療を担っているため、日本の医師の労働時間は突出して長くなっています。しかも、30時間を超える連続労働を当然のように行っているのです。

医師の仕事は特別であり、長時間労働は仕方がないと主張する人たちは、日本の医師の働き方が特殊で、グローバルスタンダードから大きく外れていることを知らないだけです。ヨーロッパでは、医師の労働時間は短く、保養地などで過ごす長期の休暇取得を義務付けるバカンスの制度がある国ならば、医師も他の国民と同様に1カ月程度のバカンスを取ります。それが可能なのは、休暇取得を前提とした診療体制のシステムと国民の理解があるからです。

医療安全に背を向ける厚労省

実は多くの医師は、過重労働が安全性を脅かしていることを危惧しています。2012年、外科医に対して行った日本外科学会の調査の報告書によれば、「医療事故・インシデント（ヒヤリ・ハット）」について、何が原因と考えるかを聞いたところ、「過労・多忙」が81・3パーセントと、断然トップでした。

筆者（植山）の所属する全国医師ユニオン（勤務医の全国的な個人加盟性の労働組合。2009年結成）は、厚労省に対して医療安全の視点から労働時間の規制を行うことを求めてきました。しかし国は、この問題に関して何ら責任ある行動を取っていません。この問題が長期にわたり放置されていることは、医療行政・労働行政の不作為と言わざるを得ません。

過重労働と医療ミスの関係に科学の光を当てる

本書は4本の柱によって構成します。第1章では、医師の過重労働と安全性の問題を述べます。医師の過重労働や背景にある医師不足の問題と、医療の安全性が守られていない医療現場の実態を解説し、過重労働の当面の対策と根本的な解決策を示します。第2章では、睡眠の役割や、睡眠不足や過労が事故を引き起こすメカニズムについて述べます。睡眠が妨げられたときに身体で何が起きるのか、夜勤や長時間労働がなぜ危険なのかについて説明します。また、睡眠と突然死の関係や精神疾患の関係についても触れます。第3章では、医師の過労死の実態と過労死の原因について述べ、医師を過労死へと追い込む医療界特有の背景を解説します。さらに、日本の医療の歪みについても言及します。最後の第4章では、医学の進歩と医療政策および科学の発展と幸福について述べ、豊かな社会について考えます。

本書で取り上げられている過労による安全性のリスク、健康リスク、生活リスクは、医師のみならずすべての働く人にとって極めて重要な問題です。人の健康や命を預かる医師にとってはことさら重要な問題であり、医療界として真剣に考える必要があります。

第1章　日本の医療は安全か——日本の医師労働の実態と医療事故の危険性

1　医師労働の実態

医師の過労死の多発

厚労省の過労死認定基準では、発症前1カ月間に100時間、または発症前2~6カ月間に1カ月当たり80時間を超える時間外労働が認められる場合は、業務との関連性が強いと評価できる、とされています。

2018年に公表された厚労省の調査では、病院勤務医の約4割が、週の労働時間が60時間を超えており、かつ1カ月当たりの時間外労働が80時間以上の過労死ラインを超えていました。医師の過労死裁判が多発するようになったのは1990年代の後半からです。それは、医師不足と大きな関係があります。

医師不足の実態に関しては後ほど詳しく述べますが、医師が不足しているからといって必要な医療を行わないというわけにはいきません。医師が不足すれば、一人ひとりの医師は多く働かなければならなくなり、過重労働が引き起こされることになります。90年代から深刻になった医師不足により、過重労働を担わされた医師たちが次々に倒れていくことになりました。燃え尽き症候群という言葉がありますが、過労死だけでなく、うつ病などの精神疾患の発症も深刻な問題となっています。

30時間を超える連続労働

医師の長時間労働は、いわゆる「当直」と大きな関係があります。「当直」とは、病院で使われている夜間の連続勤務の俗称です。

「当直」時の医師の一般的な勤務は、8時から17時までの通常勤務に続けて、17時から翌朝の8時までの当直勤務、さらに8時から17時までの通常勤務という、30時間を超える連続労働です。救急医療や重症者の診断・治療を24時間体制で行う医療機関においては、夜間の「当直」は診断治療を行う通常業務です。

拘束された時間のすべてが「時間外労働時間」となります。このため1回の「当直」で15時間程度の時間外労働が生じることになります。30時間を超える連続労働は極めて過酷なものですが、日本の医療界ではこれが当然とされています。このような働き方は日本だけの特殊なもので、国際的には医師も看護師と同じように、日中働いた医師は夜になれば夜勤の医師と交代するので、連続30時間を超える労働はありません。

この夜間をまたぐ長時間の連続勤務が日本の医療界に定着した理由の一つに「宿直」と呼ばれる制度があります。「宿直」とは、労基法に定められた制度で、ほとんど労働しないことを理由に労働時間にカウントする必要のない夜間の労働です。医師の場合であれば、病院内にいる必要はありますが、仕事としては病棟の見回り程度で、医師の本来業務である診断や治療を行わないことが前提となります。

医療法では、病院には夜間や休日にも必ず医師を置くことが定められています。そして、夜間には医師の仕事をほとんど必要としない病院も一部には存在します。ただし、多くの病院では救急患者の対応や重症の入院患者の治療の継続、さらには急変した患者への対応が必要なため、医師として診断や治療の業務を行う必要があります。

しかし、多くの病院が実態を無視し、通常の夜間勤務を「宿直」勤務としており、夜間の時間外労働をまったく労働時間に入れていません。夜間の労働時間が0時間であるため、翌日は通常勤務で問題ない、ということになります。これは明らかな違法ですが、医師不足が深刻なために、今も多くの医療機関はこのような状態を放置しています。

休日がない医師たち——手つかずのオンコール問題

筆者たちが行った「勤務医労働実態調査２０１７」（全国医師ユニオンが医労連などの医療団体と共同で行った、勤務医を対象としたアンケート調査。有効回答１８０３名）によれば、前月の休みに関して0回が１０・２パーセント、１回が６・８パーセント、２回が９・５パーセント、３回が６・４パーセント、４回が１４・４パーセント、５回以上が４３・６パーセントでした。労基法第35条には「使用者は、労働者に対して、毎週少くとも１回の休日を与えなければならない。２　前項の規定は、４週間を通じて４日以上の休日を与える使用者については適用しない」と定められています。調査では、３割を超える医師がこれを満たしていません。特に先月の休みが０回の医師が１割を超えているのは、医療安全の面からも健康管理の面からも深刻な事態です。

なぜこのようなことが起こるのでしょうか。そこにはオンコール（呼び出し待機）の問題や、主治医制の問題があります。

病院医療は24時間３６５日体制です。また、医療は細分化してさまざまな診療科があり、内科や外科、産婦人科、小児科などの患者は、それぞれの診療科の医師に診てもらう必要があります。医師であれば誰でもよいわけではありません。さらには、内科といっても胃カメラや大腸カメラなどによる検査や治療は、消化器内科の医師にしかできません。心臓の血管がつまった場合などは、心臓のカテーテルによる治療が必要となりますが、これは循環器科の医師にしか対応できません。外科においても脳外科、消化器外科、循環器外科など、さまざまな分野に分かれています。そのため、病院では当直医の配置とは別に、診療科ごとに夜間や休日の呼び出し待機の体制を取っています。

救急対応や入院患者の急変への対応などで専門科の医師が必要な場合に、オンコールの医師が呼ばれることになります。オンコールの医師は病院にいる必要はありませんが、30分以内に病院に駆けつけることができるなどの、拘束の条件が決められています。仮に休日であっても病院に呼び出されることは少なくないため、実質的に休日がなくなってしまうのです。

最近では、労働基準監督署（労基署）の指導が厳しくなってきており、労働時間を減らすために当直の医師をオンコールに移す動きが出てきています。無駄な当直が減ることはよいのですが、自宅待機になっても頻繁に呼ばれる場合、業務量は当直時と変わらなくなってしまいます。

深夜に呼ばれて高度な治療を行えば、そのあとまともな睡眠はとれません。ところが、オンコール時の労働時間としては、病院で診療を行った時間のみしか認められていません。拘束時間は長時間ですが、これが一切、労働時間に入らないのです。また、一晩に3回呼び出されれば、通勤時間が3回分かかりますが、これも労働時間には入りません。このようなオンコールが年間の3分の1や、半分におよぶ医師もいます。もし、その診療科の医師が1人の場合、1年を通じてオンコールを求められることもあります。

これとは別に、1人の患者を複数の医師が協力して担当するチーム制ではなく、1人の医師が1人の患者にすべての責任を負う主治医制が取られている病院では、自分の担当患者の状態が悪くなれば、夜間や休日に関係なく呼び出されることになります。

最近では、チーム制や複数主治医制をとる医療機関が増えてきました。しかし、地方によっては住民が主治医制を強く求めるために、チーム制や複数主治医制がとれていない病院も少なくありません。

2　過重労働を生む背景

ＩＬＯ条約を無視する日本

国連の専門機関であるＩＬＯ（国際労働機関）は、社会正義と人権および、労働権を推進する機関として１９１９年に設立されました。労働・生活条件を改善するための国際労働基準を設定しています。ＩＬＯがはじめに採択した第1号条約は「工業労働者の8時間労働制」でした。１００年前からＩＬＯは8時間労働制を主張しているのです。この8時間労働制とはシンプルな考えで、1日の24時間を三つに分け、8時間は労働、8時間は睡眠、8時間は自由な時間、とするワークライフバランスを実現する考えです。このような考えが、１００年前のヨーロッパではすでに支持されていたため、第1号条約として採択されているのです。

ここに至るまでには、１７６０年代のイギリスに始まった産業革命期における、労働者の悲惨な過重労働がありました。この時代のイギリスでは、労働者の労働条件は過酷で、子どもでさえ5～6歳になると1日に12時間から14時間も働かされていました。そのことが、どのような健康被害をもたらしていたのか、一例を紹介しましょう。それは、１８４３年、イギリスの医学雑誌『ランセット』に発表された論文です。

この論文には、当時の平均寿命が地域別・職業別に示されていますが、最も低いのは工業地帯リバプールの労働者・職人で15歳。次いでマンチェスターの労働者・職人が17歳。一方で、農村部のバースやラトランドのジェントリー(地主層)と専門職では50歳を超えていました(『保健活動の歩み――人間・社会・健康』日野秀逸、医学書院)。この労働と健康の問題を、イギリスの医学雑誌は医学界の問題として認識していたということです。このような研究やこれを改善するさまざまな運動が粘り強く行われ、七十数年の歳月をかけて8時間労働制の実現にたどり着くことになります。

しかし、残念ながら、今日の日本の過重労働が生んだ「カローシ」(「過労死」が国際語になった)に関して、日本の医学界はその解決に取り組んでいるとはいえません。仲間である医師の過労死が多発しているにもかかわらず、その実態や統計資料さえも見当たらないのが現状です。恥ずかしいことに、手に入るのは過労死弁護団全国連絡会議の資料や裁判の判例だけでした。

また、ＩＬＯは男女の雇用均等や同一労働同一賃金の徹底、強制労働と児童労働の撲滅、移民労働者や家庭内労働者の権利などにも取り組んでおり、現在では１８９の条約がありますが、日本はわずか49の条約しか批准していません。これはヨーロッパ主要国の半分程度です。

労基法を無視する医療界の体質

現在、厚労省の検討会で医師の働き方の議論が行われていますが、具体的な議論に入る前に「医師は労働者である」か否かの議論を行わなければなりませんでした。すでに述べたように医療界の委員たちは「医師は労働者ではない」と主張したのです。

そもそも「医師が労働者であるかどうか」という問題設定自体がありえません。労基法第９条に労働者の定義が書かれていますが、「この法律で「労働者」とは、職業の種類を問わず、事業又は事務所(以下「事業」という。)に使用される者で、賃金を支払われる者をいう(傍点筆者)」とされています。労働者かどうかに関して職業は関係ないのです。つまり医師には、使用者もいれば労働者もいます。一般的には病院の経営者や開業医は使用者で、勤務医は労働者ということです。

自分の所属する医療機関の労働組合に、医師が入っているケースもあります。多くの医師が過重労働で命を落とし、過労死裁判で労災と認められていることを知らない医師はいないでしょう。医師が労働者でないと主張することは、医師の過労死裁判をすべて否定することになります。

ヨーロッパでは、医師のストライキもめずらしいことではなく、当然、国際的に医師は労働者として認められています。病院管理者が「医師は労働者ではない」と主張することは、医師の労働時間管理や健康管理を行わず安全配慮義務を放棄していることになります。これでは、過労死した医師や遺族があまりにも気の毒です。労基法は、「最低限の基準」であり、これを意図的に組織的に守らないとすれば、それはまさにブラック企業であり、計画的な犯罪といわれても仕方がないことを、医療界はしっかりと認識する必要があります。

3　絶対的医師不足と偏在問題

医師不足の現状

日本では、1980年以降、医師数がOECD諸国の平均と比較して、人口当たり約3割程度少なくなっている一方、医師の長時間労働は突出しています（図1－1・図1－2）。その原因が、医師数抑制政策による医師不足であることは明白です。

なぜ医師不足は起きたか1——医療需要の増加

人類の歴史は生存の歴史です。健康を求め病気と闘うのは自然の摂理であり、科学の進歩を利

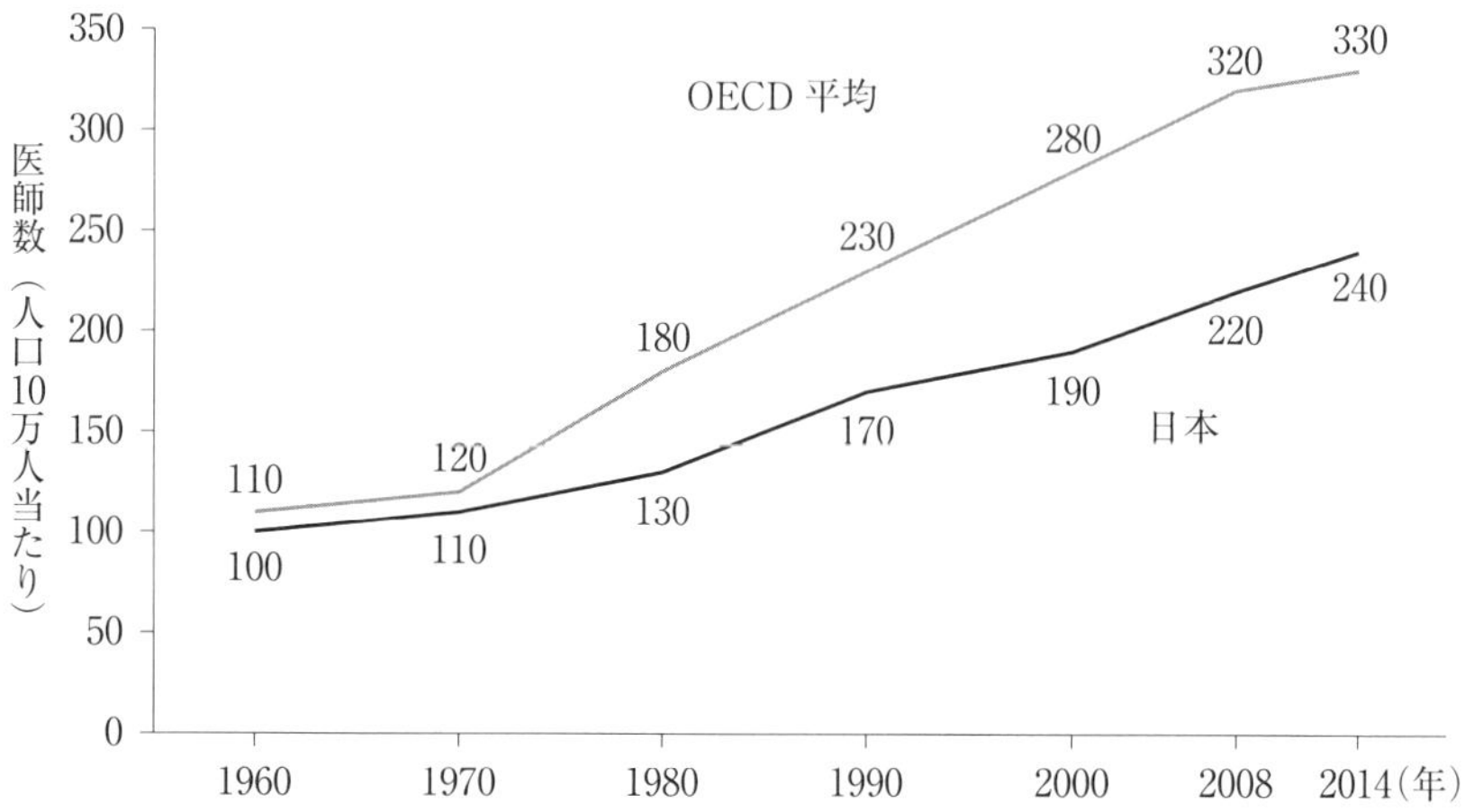

図 1-1　OECD と日本の人口当たりの医師数（OECD データおよび厚労省データより）

用し医療を発展させることは人類にとって必然といえます。

科学が進めば第2次産業から第3次産業へと産業構造が変化します。医学や生命科学技術が進めば健康産業や医療産業はさらに発展し、当然、人々の関心も衣食住から健康や医療に変化するため医療の需要が拡大します。したがって、健康や医療関連産業の従事者は増え、医学知識をもつ医師の需要も増えていきます。たとえば、救急車の搬送件数はこの50年間に25倍に増えています。ある国立大学の附属病院では、この20年ほどの間に手術件数が2倍に増えています。歴史の流れから、当面は医療産業の需要が減ることはないでしょうし、世界的にも必要医師数は増えていくことになるでしょう。このことは、人類の進歩にともなう必然です。

なぜ医師不足は起きたか2——医師数抑制政策

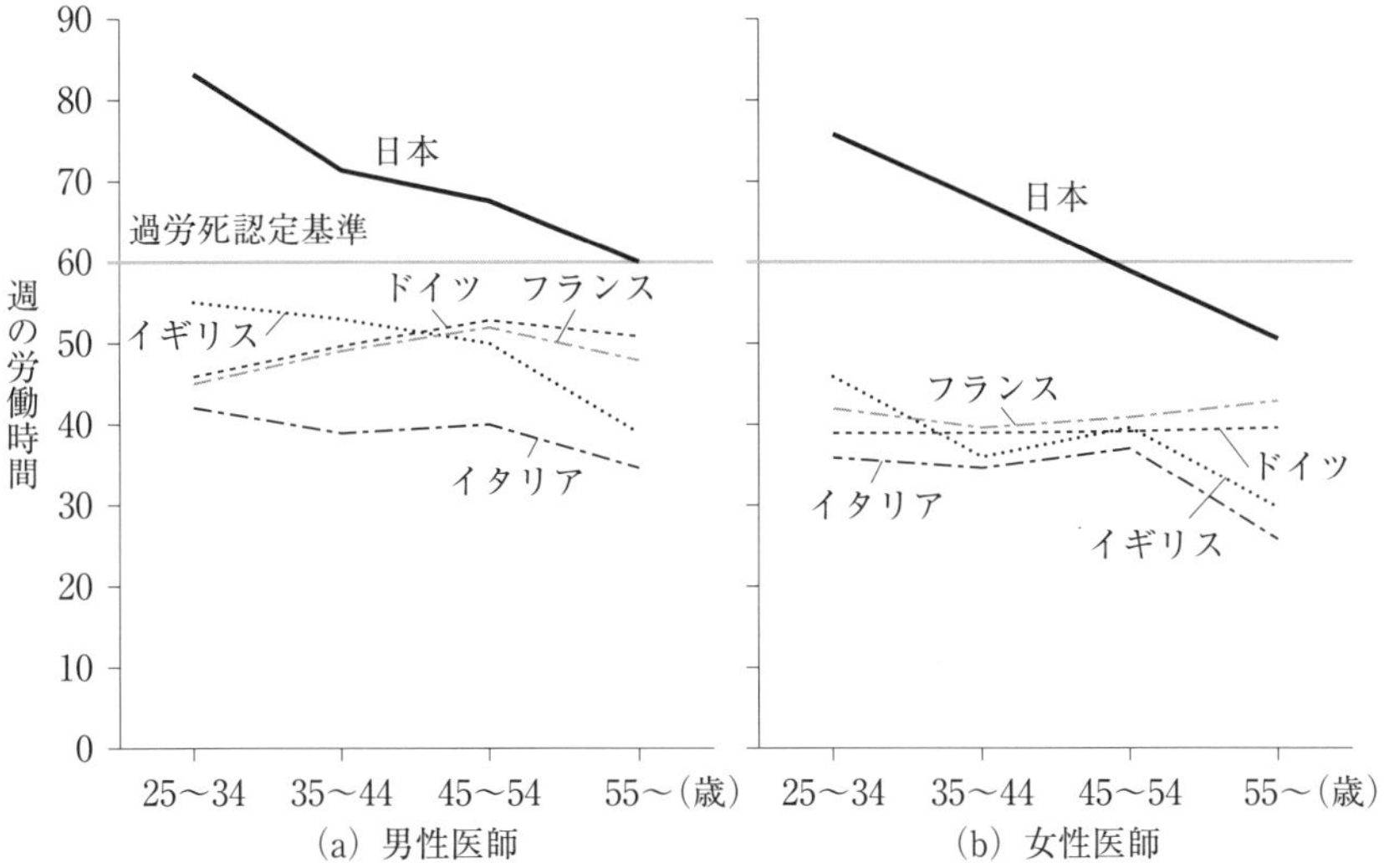

図 1-2　各国の医師の週労働時間（OECD，2006 データより）

しかし、日本では医療費を抑制する政策がとられ、その手段として医師を減らそうとする政策が1980年代から進められてきました。その根底には医療費が増えれば国が亡ぶとする「医療費亡国論」といわれる考えがあります。この考えは今も根強く残っています。しかし、現実には医療や福祉に公的な資金をたくさん投入しているスウェーデンやデンマークなどの北欧の国は、国際競争力も高くなっています。これらの国では労働時間が短く、医師も一般国民と同様にバカンスをとっています。

残念ながら日本では医療費増加に対する否定的な考えが根強く、医療費抑制政策が進められ、OECD諸国平均と日本の医師数の差は70年代以降急速に広がっています。日本では82年と97年の2回にわたって医師数を抑制する閣議決定が行われているのです。1回目が第二次臨時行政調査会のとき、2回目が橋本行革のときです。

80年代には「医療費亡国論」が盛んに宣伝されました。2回目の医師数抑制の閣議決定が行われたのは、医療現場は医師不足で大変な時期であり、医師の過労死が問題となる時代でした。

このような時期に、医師数抑制が閣議決定できたのには理由があります。当時の厚生省は95年に医療費の将来推計を発表し、２０２５年に日本の医療費は１４１兆円になるとしました。このままでは医療費が日本の経済を破綻させるとの世論が起き、医師数抑制が進められたのです。

実際には２０１７年の医療費は四十数兆円であり、25年に医療費が１４１兆円になるなどとの推計は、今からみれば悪質な世論操作といわれても仕方がないものです。しかし、当時はこのままでは将来、日本の医療費はＧＤＰ（国内総生産）の３割にもなり、経済がもたないという声が上がりました。世論は医療費を抑制すべきである、の一色といってよい状態となりました。この医療費抑制の大きな流れのなかで、医師数抑制の閣議決定が行われたのです。

なぜ医師不足は起きたか３——医師不足の進行と過重労働

医師の増加が抑制されましたが、医療に対する国民の要求を抑制することはできません。新聞、テレビ、雑誌では、常に医療や健康の番組や特集が組まれ、医療機関への受診が勧められています。また、最先端の医療が紹介され続けています。当然、医療に対する国民の要求はますます高まり、医学の進歩による高度な医療が、一般的な医療水準として求められるようになりました。

画像診断、内視鏡検査、カテーテル検査・治療、高度な外科治療の進歩などにみられるように、マンパワーを必要とする医療の高度化と、インフォームド・コンセントに代表されるような医師の患者に対する説明責任の増大などは、十分なマンパワーがないまま現場の医師に丸投げされることになりました。当然、需要と供給のアンバランスが生じ、その歪みは医師に対する労働強化として現れ、勤務医の肉体的・精神的な重圧は増加しました。

通常であれば、医師不足が社会問題化するはずです。しかし、日本では前述の「医師の聖職者論」というマインドコントロールが働き、さらには医師は患者のために長時間働くことが当然とする医療界の風土がこれを阻みました。

なぜ医師不足は起きたか４——医療崩壊

医学・医療が発展するなかで、医師数を政策で無理やり抑えてきた日本の医療には当然、矛盾が起きます。医療アクセスの優れた日本においては、急性期医療の現場で働く医師への負担が顕著となり、この分野から医療の崩壊が始まったといえます。この流れは、医療崩壊という言葉がマスコミでも語られるようになる２００６年に大きな社会問題となりました。

医師不足を背景とした医療崩壊が進み、これまで医師は足りていたと主張してきた政府・厚労省も、06年になって医師不足を認めました。そのため、勤務医の負担軽減を掲げ、08年から医師養成数を期限つきで増やしました。しかし、長時間の連続労働をなくす明確な目標はなく、欧米先進国では常識となっている交代制勤務の導入を考慮した医師数増ではありませんでした。

また、医療の高度化や高齢者の増加で医療の需要はさらに増え続けたため、わずかな医師の増員では医師の供給は追いつかず、多くの病院は医師不足のままです。

なぜ医師不足は起きたか5——高齢者医師の問題

医師数の国際比較において、多くの国は65歳以下や70歳以下の医師数をもとに計算していますが、日本は働いているすべての医師数で計算しています。厚労省の資料では、75歳の医師の半数以上が現役で仕事をしており、最高で98歳の医師が働いていることが確認できます。高齢の医師が元気に働くことはよいことですが、二つの問題があります。一つは、厚労省の必要医師数の推計です。厚労省は、60歳以上の高齢医師の仕事量を、30〜50歳の男性医師の0・8であるとして計算しています。これは週の労働時間42時間に相当します。つまり、実態とは異なり、60〜98歳の働いている医師のすべてが週42時間働いているとして計算しているのです。これでは、必要な医師養成数は大幅に少なく見積もられてしまいます。

高齢者の認知症問題もあります。内閣府は認知症高齢者が「65歳以上の高齢者の約7人に1人（有病率15・0パーセント）であったが、2025年には約5人に1人になるとの推計もある」としています。認知症は病気ですから医師も認知症になります。

道路交通法では、75歳以上のドライバーは高齢者講習の前に認知機能検査を受けなければなりません。そして診断の結果、認知症であることが判明したときは免許取消し等の対象になります。しかし、医師については認知症に関する対策はなんら検討されずに放置されています。認知症が発症した医師は医療行為を行うべきではありません。医療安全の視点から、客観的で国民の信頼を得られる制度をつくる必要があります。

なぜ医師不足は起きたか６――新たな医師抑制の理論

最近では、医師不足を解消するどころか、医学部定員を減らす動きが出てきています。期限つきで、２００８年に医師増員を決めた政策があり、その期限が終わることを理由に医学部の定員を減らす大学があるのです。また将来、日本の人口が減り医師があまるため、医師を早く減らすべきであると主張する人がいます。現状では、60年に日本の人口は８０００万人台に減少する可能性があるとの推計が根拠となっています。これは少子化対策が失敗することを前提とし、人口減少により将来日本が消滅することを傍観する亡国の理論ともいえるものです。日本が一丸となって少子化対策を進めなければならないときに、厚労省が医師数抑制政策を進めようとすることに驚愕を禁じえません。現実の矛盾に目をそらし責任を取らない者に、未来を語る資格などありません。

必要なことは、少子化対策において医療が果たすべき役割を明確にして実行することです。具体的には、地域で安心して子どもを産み育てられる医療体制をつくることが必要なのであり、そのために、すみやかに医師を増員する必要があります。

なぜ医師不足は起きたか７――医師の労働組合の不在

医師数問題に対する医師の意識や行動に関することを最後に述べます。

医師数抑制政策は、日本だけでとられた政策ではありません。１９８０年代に多くの国で検討された政策です。しかし、欧米の医師たちは、自分たちの労働条件を悪くするような政策には協力しませんでした。国によっては医師が毅然としてストライキを行うこともあります。したがって、日本のように、医師の労働強化を進めるような医師数抑制はできなかったのです。しかし日本では、医師数を抑制されても医師は、何の抗議もせずデモもストライキも起きませんでした。人間としての正当な権利を主張せずに自分を犠牲にして働き続けたために、政府は医師数抑制を続けることができたということになります。

とても皮肉な結果ですが、筆者は医師の労働条件の改善を進めるには、医師自らが立ち上がり行動することが重要であると考えています。しかし、個人の医師が病院に立ち向かうことは困難ですし、国の医療政策を変えることはさらに困難です。やはり、医師の労働組合を強くすることや、日本医師会などの医療団体のなかで、勤務医が発言力をもつようになることが必要だといえるでしょう。

実は、医療界にも医師増員を望む人たちは数多くいます。医療現場は限界に来ていますから当然です。前述の「勤務医労働実態調査２０１７」(10ページ)でも、労働条件の「改善に有効な方法」を問うていますが、医師の増員が断然トップとなっています。しかし、この現場の声は、医療政策に反映されていません。

医師増員に反対する医師のなかには、医師は聖職者であり長時間働くのも当然であるとする反面、「医師が増えすぎれば医師の地位が下がる」や「医師の給料が減る」などという人たちがいます。一方で倫理を説きながら、他方で損得を平然と語るのです。筆者は、このような言葉を学生時代からずっと聞かされてきましたが、もうこのような発想は終わりにしなければなりません。建前で本音を隠し、医療現場を混乱させる人たちに、医療界を代表する資格はありません。

当たらない医師需給推計

厚労省の医師需給推計は、当たったことがありません。１９８０年代から一貫して、将来は医師があまるとしてきましたが、現状は地域医療が守れないほど不足しています。厚労省は医師の偏在が主因であると主張していますが、どこに医師があまっているのか指摘することができずにいます。確かに医療過疎地での医師不足は深刻ですが、実際は地方よりも都市部の医師の労働時間の方が長くなっています。また、大学病院には相対的に医師はたくさんいますが、大学病院の労働条件が最も悪くなっています。それは、大学病院の医師は診療のほかに研究や教育を行わなければならないため、実際には深刻な医師不足で過重労働が常態化しているためです。結局、医師があまっている医療機関はないということです。確かに医師の偏在はありますが、それは「絶対的な医師不足の中での相対的な医師の偏在」がある、ということです。

厚労省の医師需給推計には、交代制勤務の実施に必要な医師数は計算されていません。何よりも、医療の需要がどこまで増えていくのかは、医学や生命科学などの発展が予想できないため推計することができません。たとえば救急車の搬送件数がこの50年で25倍に増え、ある大学病院の手術数が20年間で倍になったことを前述しました。このような将来の医療需要の変化を予測することは不可能です。今行われている必要医師数の推計は、結論ありきの医療費抑制を進めるための、恣意的な医師数推計でしかないということです。

4 改革を迫られる病院

患者を軽視する労働環境

日本では、多くの医師は当直明けに通常勤務を行っているため、ろくに寝ていなくて疲れ果てているのに診療しなければならない、という気持ちになりがちです。しかし、患者からすれば、疲れ果てた医師の診察を受けたいとは思っていませんし、そんな医師の診察を受けさせる病院は、自分たちを軽んじているのではないか、と感じる人も少なくないでしょう。

多くの医療機関は、医師不足により24時間の救急体制を維持することは困難になっています。このために、夜間の医師体制を大学病院の医師のアルバイトに依存している医療機関も少なくありません。日中の大学病院勤務で疲弊した医師の、アルバイトに支えられた夜間の救急医療の質が、どれほど保たれているのか危惧されます。

ＥＵ諸国の医師は、完全に交代制勤務となっており、１週間の労働時間は48時間とされています。そのため、多少の例外はあっても基本的に長時間連続労働はありませんし、過労死ラインを超えるような過重労働もありません。長時間労働を禁じる理由に安全性の確保を掲げています。

アメリカでは、州によっては予定されていた手術の前夜に緊急の手術があり、医師が十分に睡眠がとれていなかった場合、そのことを患者に告知し、手術を受けるかどうかを患者が決める権利があると聞きます。医療の安全性に関する告知義務があるということです。

日本では、このような安全性に対する長時間労働の禁止や患者への告知の義務はありません。患者の知る権利や安全性の確保が軽視されているといえます。

これまでの労基署の不作為

労基署は、医師労働に関しては適切な指導を行ってきませんでした。日本には約８０００の病院があります。労基署は、各事業所に定期監督という定期的な調査を行い、労基法違反などの不適切な点があれば改善するよう指導を行います。医療機関に関しては、毎年１５００程度の病院に定期監督が入っているといわれています。もし、労基法が守られていないようであれば、当然、指導がなされているはずです。

しかし、共同通信は２０１６年7月21日、千葉県立の6病院すべてで「労働基準監督署の許可がないまま医師らが夜間、休日の当直勤務をしている」ことが、県への取材で分かったと報道しています。この記事を受け、他のいくつかの県でも調査が行われ、同様の事実が明らかになっています。また、18年にはいくつかの大学病院で医師の三六《さぶろく》協定（労基法第36条に定められた時間外労働に関する協定で、これがなければ残業を行わせることはできない）が、結ばれていなかったことが報道されています。

長年、このような違法状態が続いているにもかかわらず、なぜ労基署がこの問題を放置していたのか不思議で仕方がありません。これまでに、多くの医師が過重労働により精神的・肉体的疾患を患ったり、過労死に至ったりしている現状を考えれば、労基署の医師労働への対応に大きな問題があったと言わざるを得ません。労基署は司法警察権限をもっています。これは、労働者の健康や命をはじめとする人権を守るために与えられた強力な権限です。医師の過労死が多発しているにもかかわらず、大病院が三六協定を結ばずに医師に長時間の時間外労働をさせるなどは、極めて悪質であると言わざるを得ません。

労基署は、もっと早く司法警察権限の行使を含めた厳しい対応を取るべきでした。本来、権力の行使は謙抑的であるべきですが、長期にわたる違法状態の放置が多くの被災者を出している実情を見過ごしてきたことは、反省しなければなりません。

医師の労働時間制限で混乱する病院

医師の労働時間制限は、救急医療に最も大きな影響を与えます。救急医療を担う病院の当直を、すべて交代制勤務にするには、医師の増員と医師の偏在の解消とを同時に行うことが必要ですが、厚労省はこれを実現する政策をもっていません。

医師の増員ができない病院では、救急患者の受け入れ困難が生じます。救急救命センターでは、循環器内科、心臓血管外科、脳外科等、もともと繁忙な領域の医師が必要とされる医療を十分に提供できなくなることが危惧されます。小児科センターや周産期母子医療センターでは、もともと人員不足が深刻なために、その維持が困難になるとの現場からの声があります。

大学病院は、救急や夜間当直を担う医師を数多く派遣していますが、派遣を制限せざるを得なくなることを危惧する人たちもいます。二次救急（入院治療や手術を必要とする重症患者に対応する救急）医療を担っているのは中小病院が多いというのが現実です。これらの医療機関に大学病院派遣の医師が来なくなれば、診療の縮小や救急医療からの撤退の可能性もあります。そのようなことが起きれば、患者が地域の基幹病院へ集中し、基幹病院がパンクしかねません。

勤務医の多くは当直を担当していますが、当直翌日の勤務をなくすには外来診療を減らすしかありません。医師の少ない診療科では、休診日を設ける必要が出てきます。

さらに、仮に医師が確保できても人件費の増大で医療機関の経営が成り立たなくなれば、救急医療を中止せざるを得ないとの声も聞かれます。また、外来を縮小した病院では、外来収入が大きく減るために大きな赤字を生むことが危惧されます。

これらのことは、医療機関にとっては寝耳に水かもしれません。これまで許されてきた診療体制が、実は違法であり今後は認められないと急にいわれても、深刻な医師不足と低い診療報酬では対応できないのです。

しかし、多くの医療機関が苦しい状態にあるからといって、医師の異常な働き方を放置することはできません。一部の人間の犠牲によって人々の幸福が守られるという社会は不健全で、日本の未来にとって有害です。一定の医療の縮小が起きたとしても、異常な働き方を変える必要があります。日本特有の医師の過重労働によって医療を守るという発想を転換する必要があります。そうしなければ、国は何の責任も取らずにこれまでの医療費抑制政策や医師数抑制政策を漫然と続けるだけです。病院管理者や地域の人々の不満や声は、現場で働く医師に長時間労働を強いることにではなく、政府の医療政策を転換させる力に向けられるべきです。

大学病院が危ない

大学病院の労働条件は厳しいものです。以前は研究・教育・臨床を三位一体として担うことが当然とされていましたが、現実には1人の医師がこれを担うことは困難で、どれも不十分となっている面があります。このため、医師の労働条件は、大学病院が最も悪いとのデータも見られます。

また、日本の医学論文数の国際順位は下がっており、医学研究の活性化が求められていますが、マンパワーは不足しています。さらに教育面においても、十分な指導体制が敷かれているとはいえません。

これまでの大学病院のシステムを改革し、それぞれのスタッフが臨床・研究・教育のいずれかに集中できる体制をつくる必要があるのではないでしょうか。そのためにはスタッフの増員や、減額され続けている国からの補助金の増額も不可欠です。

一方、東京医科大学での不正入試に端を発した医学部医学科入試での女性差別にみられるように、大学には大きな問題があります。この事件に関する文部科学省の調査結果が発表されましたが、極めて不十分なものでした。9校の不適切入試と1校の「不適切な可能性が高い」大学が指摘されていますが、これだけでは医学部医学科における女性の合格者率が低いことや、ＯＥＣＤ諸国のなかで日本が最も女性医師比率が少ない理由をまったく説明できません。

また、この問題を取材していたＮＨＫが、２０１８年10月26日、大学病院での無給医の問題を報道しました。無給医とは、通常の診療業務を行いながらも給料をまったくもらえない医師のことです。専門医の資格をとったり、高度な医療を学んだりするために大学病院で働くのですが、ポストがないことを理由に無給で働かされているのです。報道では、ある女性医師が妊娠したところ、「産休を取る代わりにポストを後輩に譲り、無給医になってくれといわれ無給になった」のだそうです。そのため、それまでと同じ診療に当たっているにもかかわらず、「ただ働き」をさせられています。また、無給ではないにしろ低額の給与で働かされている医師も少なくありません。

無給医や低額の給与の問題は、必然的に医師のアルバイト問題を生みます。大学病院で長時間働いてもまともな給与がもらえなければ、アルバイトをしなければ生活できません。大学病院で働く多くの医師が、他の病院や診療所でアルバイトをしているのです。このため、労働時間はさらに長くなり、過酷な労働環境に追い込まれることになります。

このような違法が平然と行われる背景には、大学病院管理者の人権意識や遵法精神の欠落と古い医学界の慣習があります。大学病院での意識改革を徹底的に行う必要があります。また、これまで大学病院に労基署が入っていますが、無給医の問題は表に出ていません。これまでの労基署の対応に問題がなかったのか疑問です。政府は働き方改革で「同一労働同一賃金」を掲げており、大学病院医師の無給や低賃金の問題にも正面から取り組む必要があります。

5　医療の安全性が守れない

外科医の現状

すでに述べましたが、多くの医師は、過重労働が安全性を脅かしていることを危惧しています。前出の日本外科学会（6ページ）の調査では、当直明けの手術は、「いつもある」が36・0パーセント、「しばしばある」が25・0パーセントと、約6割の外科医が当直明けに手術を行っているのです。当然これらの医師は、過労によるリスクから逃れることはできません。

ここで、「はじめに」で紹介した群馬大学病院医療事故事件について触れておきます。この事件には、第三者のみで構成された調査委員会が作成した「群馬大学医学部附属病院医療事故調査委員会報告書」（平成28年7月27日）があります。報告書には該当医師の週間スケジュールが書かれているので引用します。

月　8時から9時まで朝の症例検討会、9時から病棟で診療、9時30分から16時まで外来で診療、その後、病棟で診療、17時から21時30分まで消化器外科症例検討会、その後、術前準備をして23時から24時頃に帰宅

火　8時から9時まで朝の症例検討会、9時から9時30分頃まで病棟で診療、その後に手術、終了は18時前後（時には22時、23時までかかることも）、術後には病棟で診療等をして、その

後帰宅（学会や医局用務で帰宅が夜中の２時から３時となることもあった）

水　８時から９時まで朝の症例検討会、９時から病棟で診療、９時30分から12時30分頃まで外来で診察、午後からは17時過ぎまで外勤、18時頃に病院に戻り病棟で診療、その後、術前準備、23時から24時頃帰宅

木　８時から９時まで朝の症例検討会、９時から９時30分頃まで病棟で診療、その後に手術、終了は18時前後（時には22時、23時までかかることも）、術後は病棟診察をして、その後帰宅

金　午前中は外勤、午後は群大病院で18時頃まで外来で診察、その後、病棟で診療、21時から24時頃帰宅

土　ＩＣＵに患者がいるときには８時30分から症例の治療方針検討に参加、その後に外勤（10～12時あるいは13～16時）

日　病棟で診療や外勤当直

＊その他、ＩＣＵに患者が収容されている場合には、毎日８時30分からＩＣＵでの症例の治療方針決定に参加することになっていた。

この医師は、高度な医療を行いながら過酷な労働を担っていました。さらに、大学以外の病院でアルバイトと思われる外勤も行っていました。

報告書には「旧第二外科が、病院の方針に沿って手術件数を増やしていく方針で診療を行っていた一方で、それに見合った人員の確保が不十分であった……、過酷な勤務状況が生まれていた

……診療録記載、手術後の管理などに十分な時間が割けないといった状況を生んだ要因の一つとも考えられ、再発防止のためにはこうした杜撰《ずさん》な労務管理状況の改善が必要である」と記載されています。安全管理は労務管理と密接に関係するものである一例といえます。

当直明けは医療ミスが増える

前述の「勤務医労働実態調査2017」（10・22ページ）では、医療の安全に関する調査を行っているので紹介しておきます。まず、当直明けの勤務における集中力や判断力に関して問うと、「通常時と比べて大幅に低下していると思う」が36・8パーセント、「通常時と比べてやや低下していると思う」が42・4パーセントと、約8割の医師が、集中力や判断力が低下すると答えています。

次に、診療上のミスに関して（電子カルテの文章の入力ミスなど、単純なミスも含む）は、「通常時より、相当にミスが多い」が13・5パーセント、「通常時より、ややミスが増える」が54・2パーセントと、約7割の医師はミスが増えると答えています。

また、長時間労働の安全対策として「あなたの医療機関では長時間労働時の安全管理に関して、特別な対策が取られていますか」という問いに、「対策が取られ、実施している」は、わずか12・9パーセント、「対策が取られているが、実効性はない」が26・5パーセント、「対策は取られていない」が33・1パーセント、「わからない」が20・0パーセントでした。これは、実効性のある安全対策が取られないまま危険な長時間の連続労働が行われていることを示しています。

安全問題に背を向ける厚労省

筆者たちは、厚労省に対して医療安全の視点から労働時間の規制を求めてきました。しかし、国はこの問題に関して何ら責任ある行動を取っていません。厚労省はもとより、医療法に定める医療事故調査・支援センターに指定されている、一般社団法人日本医療安全調査機構などは、当然、この問題に取り組むべきです。医療の質に関する公益財団法人日本医療機能評価機構なども、医療機関の労務管理や安全性に関する評価を行うべきです。この問題が長期にわたり放置されていることは、医療行政・労働行政の不作為と言わざるを得ません。

国際的には医療の安全性の確保のために、医師の労働時間の規制が行われています。日本でも、運輸関係では安全性の面から時間規制が行われています。最も厳しいのはパイロットで、航空会社によっては通称４－６－11と呼ばれる制度があります。これは国内線で、１日のフライトは４回まで、飛行時間は６時間以内、１日の労働時間は11時間以内、というものです。

また、厚労省はトラック運転手の拘束時間に関して改善基準告示を策定し、１日の拘束の上限は原則13時間（例外16時間）としています。この拘束時間には、休息時間や手を空けた状態で仕事が来るのを待つ手待ち時間が含まれています。過労運転が危険なため、道路交通法にはこれを罰する法律がありますが、３年以下の懲役または50万円以下の罰金という、極めて重い刑が定められています。16時間の拘束時間を超える運転は、過労運転の根拠の一つとなるものです。また、この罰則は運転手のみならず使用者にも適用されます。

しかし、医療の安全性に関してはまったくの無法状態となっており、法体系として大きな問題があるといえるでしょう。

6　当面必要な対応と根本的な解決

医療安全を守る働き方

詳しくは第2章で述べますが、睡眠不足や過労は注意力などのパフォーマンスの低下を招き、医療の安全性を脅かします。また、夜間には過重労働がなくてもパフォーマンスの低下が起きます。しかも、パフォーマンスの低下は本人に自覚がない場合が少なくありません。しかし、これらを知る医師は極めて少ないのが現状です。まずは、睡眠不足や長時間労働が体にどのような影響を与えるのかを理解することが重要です。

また、人間の注意力は、朝起きてから16時間たつと急速に低下することが知られています（47ページ図2－2）。このことを考えれば、医師の16時間以上の連続勤務を可能な限り控えるべきです。24時間体制の医療機関でこれを実現するためには、交代制勤務を組むしかありません。看護師はすべて交代制勤務で働いています。国際的にも医師の交代制勤務は常識です。現在の日本の医師数ではこれを実現できる病院は少ないのが現状ですが、たとえ時間がかかったとしても交代制勤務を導入することが必要です。

当面の対策

日本の現状では、根本的な解決には時間がかかるので、今すぐにできる改善策を別に考える必要があります。当面、すぐにできる対応としては、次が挙げられます。

まずは、不要な業務の見直しがあります。医師が書かなければならない書類や医師が参加を求められる会議などは増える一方です。しかも、これらは形式的なものが多く、必要性に疑問なものが少なくありません。何よりも、医師は医師にしかできない仕事に専念できる環境をつくることが必要です。

最近では、タスク・シフティングという言葉を耳にするようになりました。これは、医師の業務の一部を他の職種の業務に移すことを指します。たとえば事務的な医療補助職で、その導入はすみやかに進めるべきです。また、医療行為のなかには医師の指示のもとで、看護師やPA《ピーエー》(Physician Assistant, 医療補助職の一種)などの人たちに、肩代わりできるものがあります。採血や注射も本来は医師の行う医療行為ですが、医師の指示があれば看護師や検査技師が行うことは可能です。このように、他の職種に移行できる業務は多くあります。もちろん、安全性の確保や看護師不足の解消などと平行して行う必要があることはいうまでもありません。

次に、医療機関の役割分担の徹底を行う必要があります。基本的に、病院は入院患者の治療を行う機関です。これに加え、重症の救急患者への対応や、高度の治療が必要な外来患者への対応が病院の役割です。しかし、日本の病院は外来患者を多く抱えすぎているために、病院勤務医は入院患者の治療に専念することができなくなっています。高度医療機関と中小病院、診療所の役割分担を明確にして、仕事を整理しなければなりません。

当面の目標は、安全性を脅かす長時間の連続労働をなくすことです。最低でも24時間を超える連続労働は早くなくすべきですし、労基法に定められた休日は確保されなければなりません。また、過労死ラインを超えて働く医師がいなくなること、労働問題で女性差別が起きない環境をつくることが必要です。

根本的な解決

根本的な解決に不可欠なのは、現状の正確な把握です。日本の医療の最も大きな問題は「絶対的な医師不足の中での相対的な医師の偏在」ですから、これを解決する必要があります。そして、異常な連続労働を止めるには交代制勤務の導入が必要ですから、交代制勤務を導入した場合の必要医師数を明らかにしなければなりません。

また、偏在問題の解消も行う必要がありますが、現状では地域の偏在に関しても診療科の偏在に関してもまったく基準がありません。これでは、どの地域に何科の医師がどの程度不足しているのかがまったくわかりません。厚労省は地域ごとの診療科別の必要医師数を明らかにすべきです。特に少子化問題が深刻となっている現状では、地域で安心して子どもを産み育てられる診療体制に必要な医師数であることが不可欠です。これらを考慮したうえで、日本全体の医師がどの程度不足しているのかを明確にし、医師増員をすみやかに行うべきです。

医師の地域偏在の解消には自由開業医制度の見直しも必要です。自由開業医制度とは、医師が開業をする場合、どこに何科を開業しようと自由であるという制度です。この制度がうまくいっていれば、医師の権利を守る制度として優れているといえますが、現在のように医師の偏在が大きな問題となり、国民の医療を受ける権利が脅かされる時代には、一定の変更が求められていま す。医療はライフラインに準ずる公的なものです。一方、自由開業医制度は市場原理に基づく制度です。市場原理で公共性を守ることはできません。しかも、市場原理は需要と供給のバランスが必要ですが、日本では需要を無視して医師の供給を厳しく制限しているので、市場原理は機能せずに地域偏在が進むだけです。医師と国民の双方が納得できるルールをつくる必要があるといえるでしょう。

また、診療科の選択に関しても、偏在を解消するためのルールづくりが求められています。自由と寛容の国フランスにおいてさえも、毎年地域別に必要な診療科の医師数が公開され、学生は成績順で地域と診療科を選択すると聞きます。しかし、日本でいきなりこのような制度を取ることは困難ですし、得策とも思えません。

診療科の選択は、大学時代、または遅くとも初期研修医時代に行われます。大学は、単に知識や技術を教えるだけでなく、学生の適性を把握して診療科の選択にアドバイスや指導を行えるようになるべきだと思います。大学は、地域で必要な診療科の医師数を把握し、学会などとも協力して診療環境の改善策やキャリアアップの道筋を提示し、医学生に求められている進路ややりがいを語る必要があるでしょう。このような取り組みを誠実に行えば、多くの医学生がそれにこたえてくれると考えられます。

いずれにしても、医師不足を解消しなければ医師の労働実態の根本的な解決は期待できません。当然、完全な解決にはかなりの時間がかかりますが、ほかに解決の道があるとすれば、大幅な受診抑制ということになります。そうなれば地域医療が崩壊し、国民皆保険制度も崩壊してしまうでしょう。国民医療を守りながら医師の労働条件を正常化するには、明確な工程表をつくり、計画的に医師の増員を行ったうえでの医師充足の実態調査と労働実態調査を定期的に行い、着実に改革を実行する以外に解決策はありません。

医師は、高度な専門職としての能力を十分に発揮し安全な医療を提供するために、長時間労働を避けなければならない職種です。長期的には、ＥＵのように医師も一般労働者とほとんど同様の労働条件で働ける環境をつくる必要があります。

第2章　睡眠のメカニズムと過重労働の危険性

1　睡眠のメカニズム

睡眠と現代社会

筆者（佐々木）は、働く人の疲労と睡眠の関係の研究に１９８７年から関わっています。最近は、働く人の睡眠を研究しているというと、誰もが理解を示してくれますが、当初はそうではなかったように思われます。91年頃、台湾からの留学生に「専門は睡眠です」といったところ、怪訝《けげん》な顔で「どうして睡眠なのか?」と聞き返されたことがありました。また、背泳ぎのオリンピック金メダリストで、初代スポーツ庁長官が所属していたスポーツクラブで自己紹介をしたところ、「睡眠」を「スイミング」と聞き間違えられました。

ところがどうでしょう。昨今、睡眠への関心は高まるばかりです。さまざまな機能性寝具、睡眠サプリ、睡眠を「見える化」するアプリなど、良質な睡眠を得るためのグッズの開発が目白押しです。それは、現代人の睡眠に何らかの問題が起こっていることの裏返しととらえることができます。

睡眠負債

なかでも２０１７年、株式会社ユーキャンが主催する新語・流行語大賞のトップテンとして「睡眠負債」が受賞したことは衝撃的でした。睡眠負債とは、日々の睡眠不足が借金のように積み重なってしまい、心身に悪影響を及ぼす恐れのある状態をいいます。その状態は、簡単には回復できません。そもそも睡眠学の父ナサニエル・クライトマン（１８９５〜１９９９）博士が、１９６３年の著書“Sleep and wakefulness”（The University of Chicago Press）で初めて使った言葉でしたから、「50年以上たったいま、なぜ?」と思ったものです。しかし最近、経営者が従業員の健康管理を経営的な視点で考え、戦略的に実践する「健康経営」を宣言するようになってきました。それで、欠勤を意味する「アブセンティーイズム」（absenteeism）の状態よりも、会社に出て来てはいるけれど十分にパフォーマンスを発揮できない「プレゼンティーイズム」（presenteeism）の状態の問題が注目されています。そのようなことから、睡眠への関心が高まっているわけが理解できます。能力が発揮できないのはモチベーションの問題ではなく、十分な睡眠がとれていなかったからだということに、社会が気づいたのです。

図２−１に示した実験結果から、睡眠負債とはどのようなものかが理解できます[1]。この実験では、睡眠時間によって反応時間テストなど3種類のパフォーマンスがどう変化するかを見ています。反応時間テストでは、被験者にコンピュータ上のカウンターを見せて、数字が0から回りはじめたら目の前のボタンを押して数字の進行を止めてもらい、数字が止まるまでの時間（反応時間）をはかります。これを10分間に同じ回数、ランダムな間隔で睡眠時間ごとに1〜14日間続け、

反応時間0・5秒以上の回数の推移を示したのが図2－1です。

　反応時間が短かければ疲労が小さく、反応時間が長ければ疲労が大きいと解釈します。とくに、反応時間0・5秒以上の状態は入眠時と同じであるとされ、それだけ疲労が大きいことになります。図によると、睡眠6時間を14日間続けたときの反応時間0・5秒以上の回数、つまりパフォーマンスは、1晩徹夜した後と同じです。また、睡眠4時間を14日間続けたときのパフォーマンスは、2晩徹夜した後と同じになります。この実験では、他のパフォーマンステストとの結果によって、6時間睡眠を14日間続けると2晩の徹夜と同じ水準になると結論づけています。

　しかし驚くべきことに、被験者は主観的にはパフォーマンスが落ちたと感じていませんでした。この反応時間の遅れを本人が気づきにくいことも研究からわかっています。

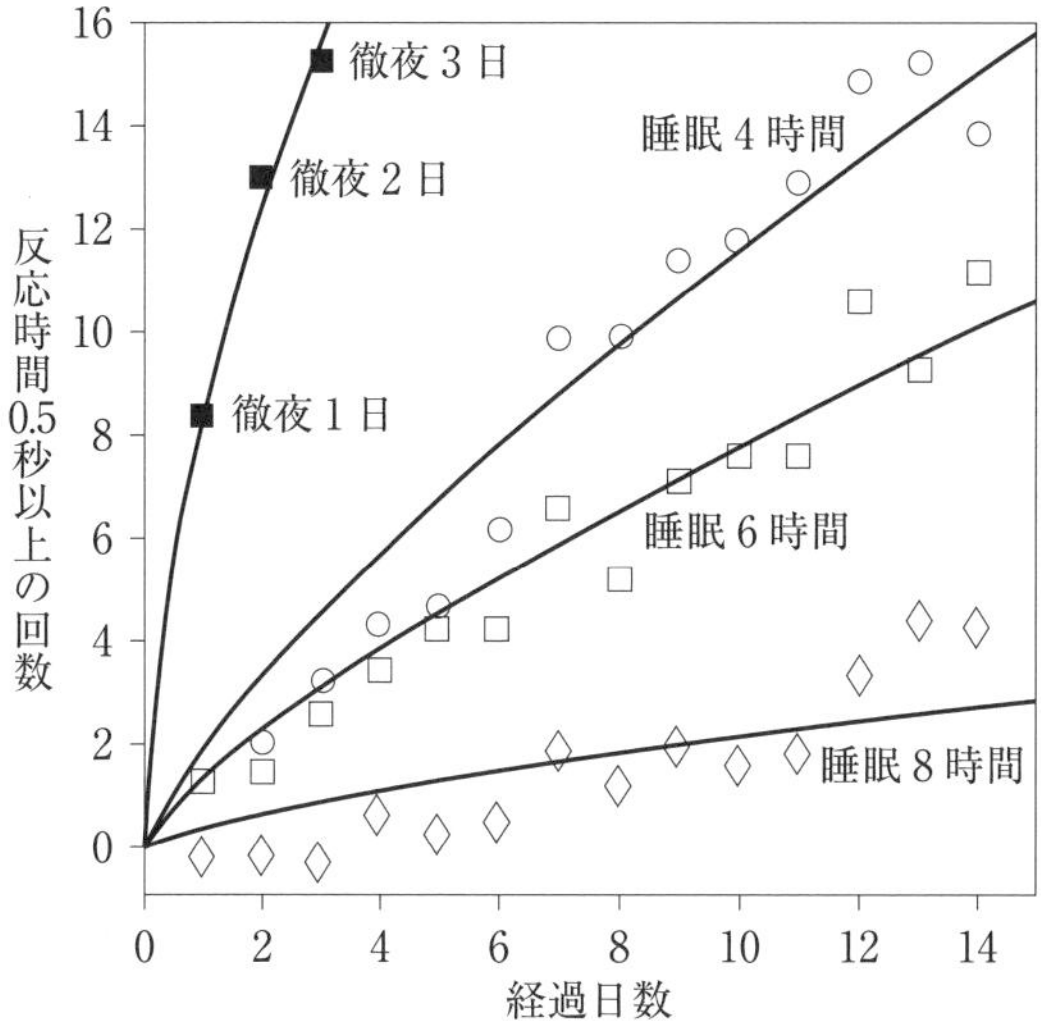

図2-1　睡眠時間による反応時間の変化(**van Dongen, 2003より**)

熱の放散が睡眠の大きな働き

　睡眠という状態は、疲労の回復過程であり、ストレスの解消過程でもあります。働く人の疲労の研究は、疲労がどのように発生するかを解明することから始まりました。その後、疲労がどのように進展するか、そして疲労がどのように回復するかにテーマは移っていきました。

疲労の最終的な回復過程、ストレスの最終的な解消過程が睡眠です。しかし、睡眠の根本的な働きは、脳という臓器を守ることにあります。脳という臓器は熱に弱いので、起き続けているとオーバーヒートしてしまいます。つまり、睡眠時に最も効率よく体温が下がるので、そのようにして脳をオーバーヒートから守っているのです[2]。

小さい子どもがぐずったときには、その原因として二つのことが考えられます。お腹がすいているか、それとも眠たいかです。そのとき、子どもの手足をさわって熱ければ、お腹がすいたのではなく眠たいのだと判断できます。なぜなら、子どもも起き続けると脳がオーバーヒートしてしまうので、手足をラジエーターのようにして熱を放出しているからです。

起き続けることによって生じる睡眠、時刻によって生じる睡眠

脳を守るために必ず睡眠が生じます。それは睡眠欲求によるもので、起きているときには眠気となって現れます。

では、人はどのくらいの時間、起き続けていると眠気が生じるのでしょうか。それは、朝起きてから16時間後であることがわかっています[3]。まず睡眠は、起き続けている時間によって生じるのです。

たとえば朝5時に起きた人は21時に、6時に起きた人は22時に、7時に起きた人は23時に眠気が生じる、といった具合です。日勤の会社員の場合、遅くとも8時には起きるでしょうから、こ

の法則に従えば夜間に眠くなることを意味します。

一方、眠気は時刻によっても生じます。具体的には、1日のうちに三つのリズムで生じます。まずは、私たちが夜間睡眠をとっている時間帯である0〜7時に、最も大きな眠気が生じます。次に、それより少し小さな眠気が14〜16時に生じます。これら約24時間間隔、約12時間間隔の眠気の上に、約1・5時間間隔で生じる眠気が乗ってくるのです[4]。これら三つのリズムで眠気が生じるのは、脳をオーバーヒートから守るために、幾重にも仕掛けられた仕組みが備わっているからです。

約24時間のリズムの睡眠がとれない、つまり夜間に眠れなかった場合には、約12時間のリズムで昼間14〜16時の時間帯に眠くなります。そこでも眠らなかった場合には、1日中、約1・5時間間隔で眠くなって、脳を守っているということです。つまり、24時間の眠気のリズムの夜間に睡眠が十分にとれなかった場合は、12時間のリズムで14〜16時に眠気が生じますが、それでも睡眠が不足している場合、今度は1・5時間のリズムで眠気が生じる、という仕組みがあるのです。

ヒトの生理機構に合わせる

前述のように、医師の夜間当直は、診察や診療がないことを前提に組まれています。したがって、たてまえ上、その時間帯には十分な仮眠がとれることになっています。しかし現実には、救急外来や、夜間診療に来られる患者さんも多いので、その対応で夜間に十分な睡眠がとれないことになります。しかし、勤務シフト上は、宿直ということになっているので、当直に続けて翌日に日勤が組まれていることが普通です。つまり当直医は、当直前の8時間の日勤、16時間の当直、当直後の8時間の日勤という具合に、連続32時間以上働いていることになるのです。

ヒトの生理機構上、夜間に眠れなかった場合に眠れるようになっている昼間の時間帯に、勤務医は日勤に就いているので眠ることができません。一方、体は脳を守るために約1・5時間間隔で眠気を生じさせます。このときの眠気は、一瞬のうちに睡眠に至るマイクロスリープ[5]と呼ばれる状態を生じさせるのです。それが、ひいては医師の安全性の問題につながります。そこで最近、産婦人科病棟や周産期病棟などでは、子どもが生まれるのは明け方に多いという自然の摂理に対応し、当直ではなく夜勤体制をとるように変わってきました。

日常的に夜間に業務があるのに、宿直というたてまえで当直制をとらざるを得ない診療科が多いのは、医師が足りない現状があるからに外なりません。

健康・安全と生活

「医者の不養生」という言葉があります。健康の価値を最もよく知る医師が、自分の健康に関心を向けることができないのは、なぜでしょう。健康が、病気にならないと価値のわからない概念だからです。同様に安全も、事故が起こらないと自覚しにくいため注意を要する概念です。

そこで、これまで筆者は、生活を充実させれば、それらはおのずと守られる、と考えてきました[6]。なぜなら生活は、健康や安全とは違って、少しでも豊かになると、その大切さが実感できる概念だからです。

看護師を対象に、自分の生活が「外出志向」「睡眠志向」「自宅志向」のいずれかと聞いて、どの志向の看護師の疲労回復が早いか、疲労の進展が遅いか、情動ストレスの解消が早いかを調べた興味深い研究があります[7]。その結果は、「睡眠志向」の看護師が、いずれの指標の結果においても最も悪いというものでした。これは、「睡眠志向」の看護師には、生活に費やす余分な時間が十分にないことを示しています。外出も自宅での娯楽も、勤務時間と睡眠時間を除いた生活時間が十分にないとできません。

今の医師、とくに勤務医には、生活時間が十分にあると果たしていえるのでしょうか？

2　夜勤と睡眠

夜間のパフォーマンスの低下

夜勤者の一番の問題は、ヒトの生理機構の原則にしたがって眠るべき夜間に仕事をしていることです。しかし、どんな先進工業国においても夜勤者は全労働人口の30パーセント以下に過ぎません[8]。少数派なのです。したがって、大多数の人には夜勤が心身に及ぼすリスクに関心がない、というのが実情です。

しかし、スリーマイル島の原子力発電所事故（1979年）、インド、ボパールの化学工場の爆発（84年）、チェルノブイリ原子力発電所事故（86年）、エクソン・バルディーズ号の座礁原油流出（89年）など、世界的大惨事といわれる事故は、すべて夜間に起こっています[9]。さらには、スペースシャトル・チャレンジャー号の爆発（86年）も、夜勤者がOリングというゴムパッキンの劣化を見つけられなかったことが原因とされています。ちなみに健康リスクにおいても２００７年10月に、ＷＨＯの国際がん研究機関が、夜勤・交代勤務は「発がん性がおそらくある（GROUP2A）」と認定しました[8]。

夜間に眠って昼間に働くのが、ヒトの生理機構の原則です。生理機構はおいそれと変えることができません。解剖学的に、親指は内側に容易に曲がりますが、外側には曲がらないのと同じことです。実際、夜勤に完全に適応できる人はたった3パーセント未満に過ぎず、少し適応できる人は25パーセント、適応できない人は72パーセントに及ぶというイギリスの研究があります[10]。

ところが驚くような話があります。厚労省の行う「医師の働き方改革に関する検討委員会」に呼ばれた友人の睡眠科学者が睡眠について短い講義をするように求められ、夜間に眠るのと、昼間に眠るのでは、睡眠の質がまったく異なることを強調しました。それに対し、委員である医師から「それって本当なんですか？」という質問があったと聞きました。医師でさえ、正しい睡眠の知識がないのです。

では、実際に、夜勤時のパフォーマンスと日勤時のパフォーマンスは異なるのでしょうか。図２－２は、夜勤のパフォーマンスの低下の度合いを示した実験結果です[11]。その方法はアルコール酩酊法といい、夜勤と酒気帯びの状態とで、トラッキング作業の成績を比較したものです。トラッキング作業とは、コンピュータを用いてディスプレイ上を動くターゲットをカーソルで追わせる作業です。具体的には、朝8時から被験者にウオッカを入れたオレンジジュースを30分間隔で

10～15グラムずつ、血中アルコール濃度が０・１パーセントになるまで飲ませて行ったトラッキング作業の結果と、朝9時から28時間、2時間おきに寝ずにトラッキング作業を行った結果を比較するというものです。つまり、徹夜で28時間トラッキング作業をさせた成績が、血中アルコール濃度何パーセントのときの作業に相当するかに置き換え、グラフ化したのです。

オーストラリアでは、血中アルコール濃度０・０５パーセントで酒気帯び運転になります。血中アルコール濃度０・０５パーセントとは、だいたい私たちがビールの中瓶1本を飲んだときの状態とされます。

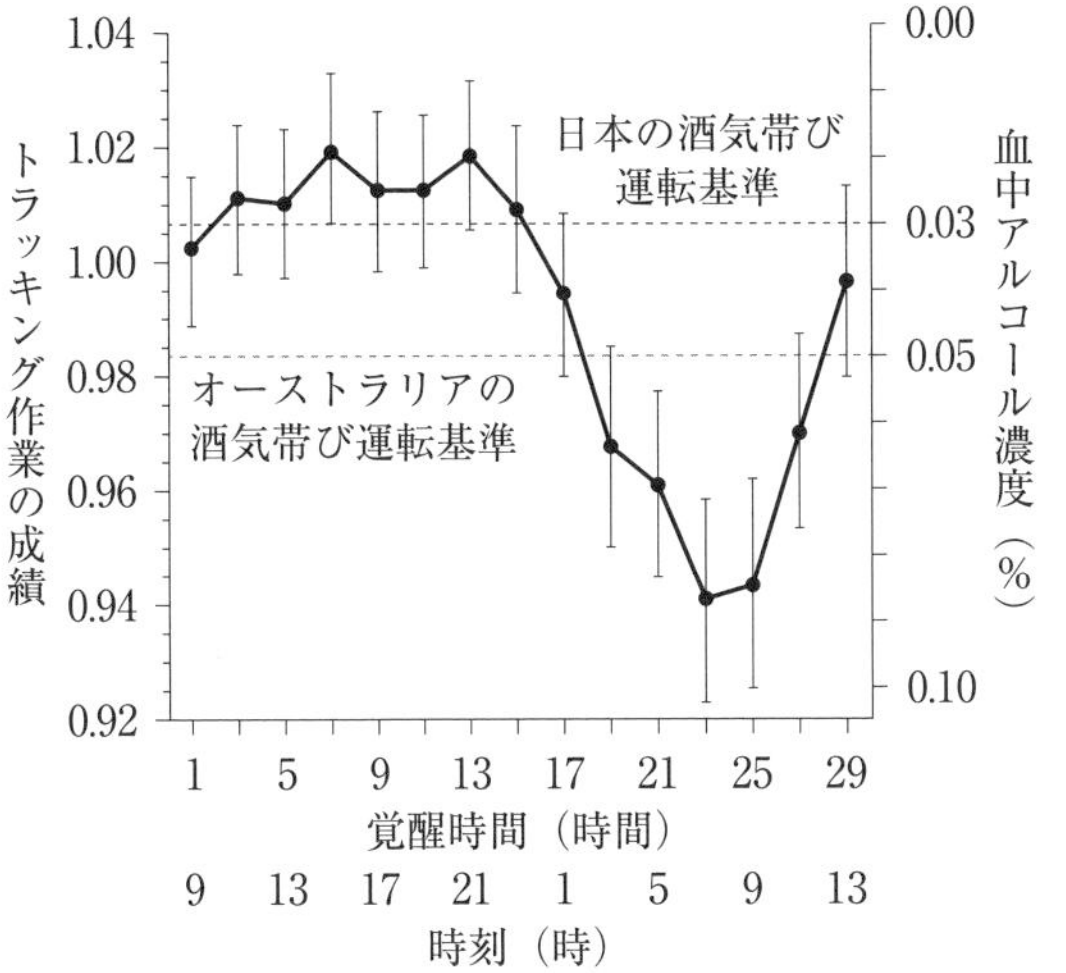

図 2-2　覚醒時間によるトラッキング作業の成績の変化（Dawson & Reid, 1997 より）

図から、夜勤を行っている深夜はもちろん、翌日の勤務になっても、オーストラリアの酒気帯び運転基準を優に超えて成績が悪いことがわかります。酒気帯び運転状態以上に、夜勤は安全上のリスクが高くなることを表しています。

日本人の場合、酒気帯び運転の基準は呼気中で測って０・１５ミリグラム／リットルです。これを血中アルコール濃度に直すと０・０３パーセントと、オーストラリアの基準より厳しくなります。基準が異なるのは、人種などによってアルコールの代謝速度が異なるためです。日本の酒気帯び運転基準からは、勤務開始の午前9時の時点でも、酒気帯び運転状態のパフォーマンスということになります。

夜勤明けにはずっと、酒気帯び運転基準を超えた状態が続きます。酒気帯び運転では逮捕されてしまうのに、夜勤を行っても逮捕されないのはどうしてでしょうか？　不思議です。

また図を見ると、夜勤明けの午前9時以降、パフォーマンスが改善していきます。これは、眠気の時刻から覚醒の時刻に変わったためとみることができます。つまり、起き続けている時間によって眠くなる以上に、時刻によって眠くなったり、目がパッチリしたりする方が強力なことがわかります。したがって筆者はよく、人間は、一気にたくさん働いて一気にたくさん休むことができるような時間的存在ではなく、働く時と休む時が決まっている時刻的存在であることを強調しています。

夜勤前に仮眠が取れますか？

多くの夜勤者は、夜勤中に非常に眠くなることを知っています。それは夜間に事故が起こるリスクが高いことを意味しますので、自ら率先して夜勤前に仮眠を取るという対策をします。ところが夜勤前の時間帯は、体温が上昇していて睡眠に必要な体温の低下が起こらず、睡眠には適しません。

1日24時間は、モデル的には24時間の3分の2の16時間の覚醒時間と3分の1の8時間の睡眠時間の合計です。図2－3は、1日を20分とみなし、朝の7時から翌日の7時まで、20分を約3

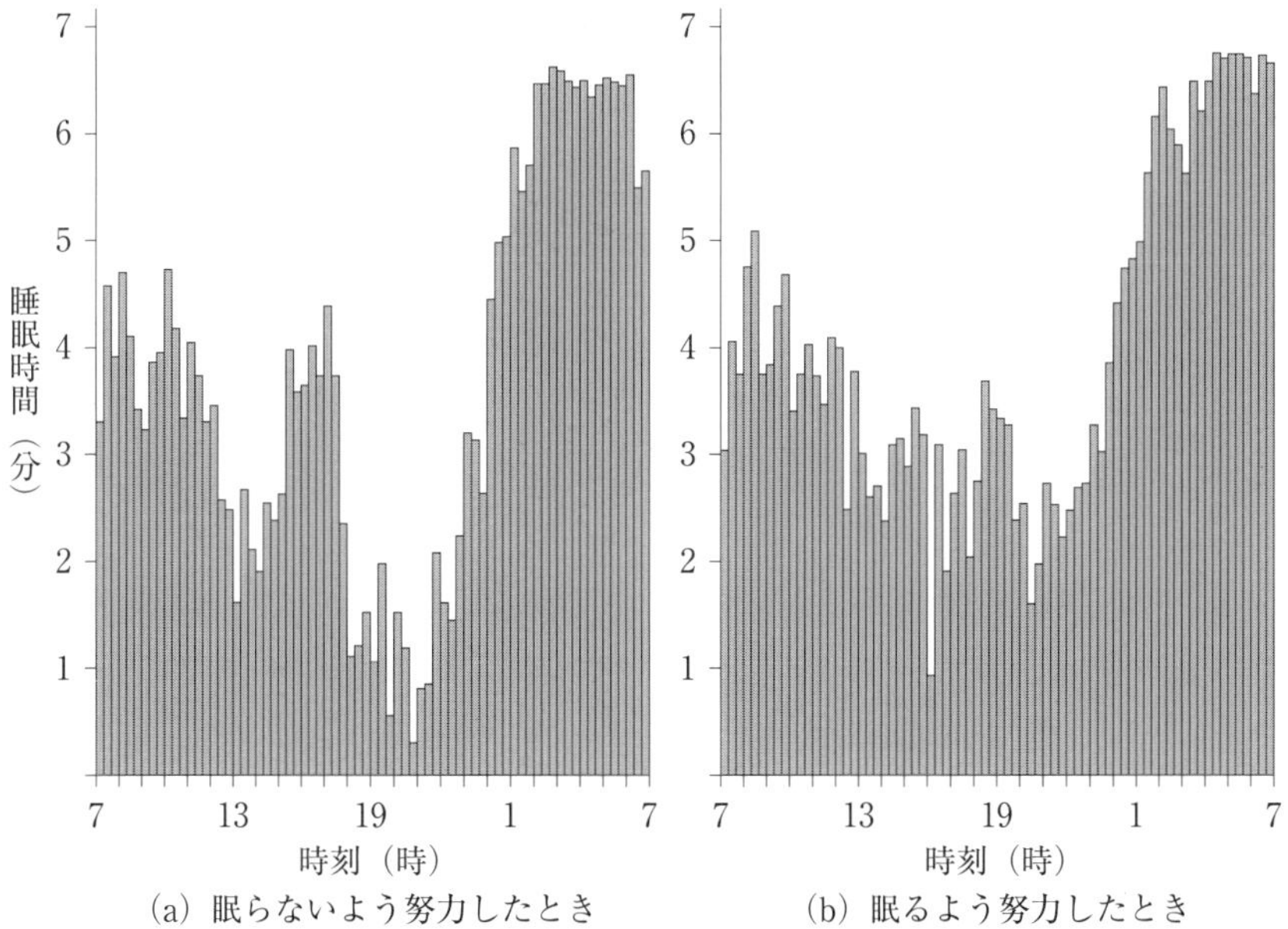

(a) 眠らないよう努力したとき　(b) 眠るよう努力したとき

図2-3　20分おきの睡眠時間の推移(Lavie, 1986より)

分の2の13分の覚醒時間と約3分の1の7分の睡眠時間に分けて実験を行った結果です[12]。13分間起きていた後の7分間に、図2−3(a)は被験者に「眠らないように努力してください」、図2−3(b)は「眠るように努力してください」と指示した場合の睡眠時間の推移です。図2−3(a)を見ると、眠らないよう努力しても、夜間は7分近く眠っています。それだけ夜間は眠いのです。また、全体では、眠るように努力した方が多く眠っていることがわかります。

　しかしながら、19〜22時付近では、いずれもあまり眠れないことがわかります。眠るように努力しても、3分眠るのも困難です。これは、夜勤前の時間には、眠ろうと思ってもなかなか眠れないことを意味しています。19〜22時付近は生理学的に眠れない時間帯で、睡眠禁止帯や覚醒維持帯といわれています。同じように、他の研究[13]の結果から、10時頃も眠れない時刻であり、1日に2回、この眠れない時間帯があることが知られています。

当直勤務と睡眠中のストレス

一方、当直勤務時の睡眠は夜間に取られますから、体温も下降傾向を示し睡眠に適しているといえます。また、いつも眠っている時間帯なので、心理的にも睡眠に適しています。しかし、かなりの高率で夜間救急の患者が駆け込んで来たり、運ばれて来ますので、いったん寝付いても起こされる確率も高いわけです。そのような場合、「起こされるかもしれない」という不安が頭の片隅をよぎります。気持ちよく寝ているときに突然起こされる不快感は半端ないからです。そのような睡眠環境においては睡眠時間が減少し、睡眠の質も低下することが明らかになっています。

図2－4は、いつも7時に起きている人に、三つの条件で起きてもらったときに生じる「ストレスホルモン」(副腎皮質刺激ホルモン)の量を調べたものです[14]。ストレスホルモンの量が多いということは、すなわちストレスも多いことを意味します。一つ目の条件は「9時に起きてください」と指示します。すると、ストレスホルモンは寝始めてから7時に向かって増加しますが、7時に起きる必要がないのでいったん下がり、9時に再び高い値を示します。二つ目の条件は、9時に起きるようにいわれますが、6時に突然起こされる条件です。寝始めてから6時までは、9時に起きるときと同じようにストレスホルモンは上昇しますが、突然起こされた6時に最も高い

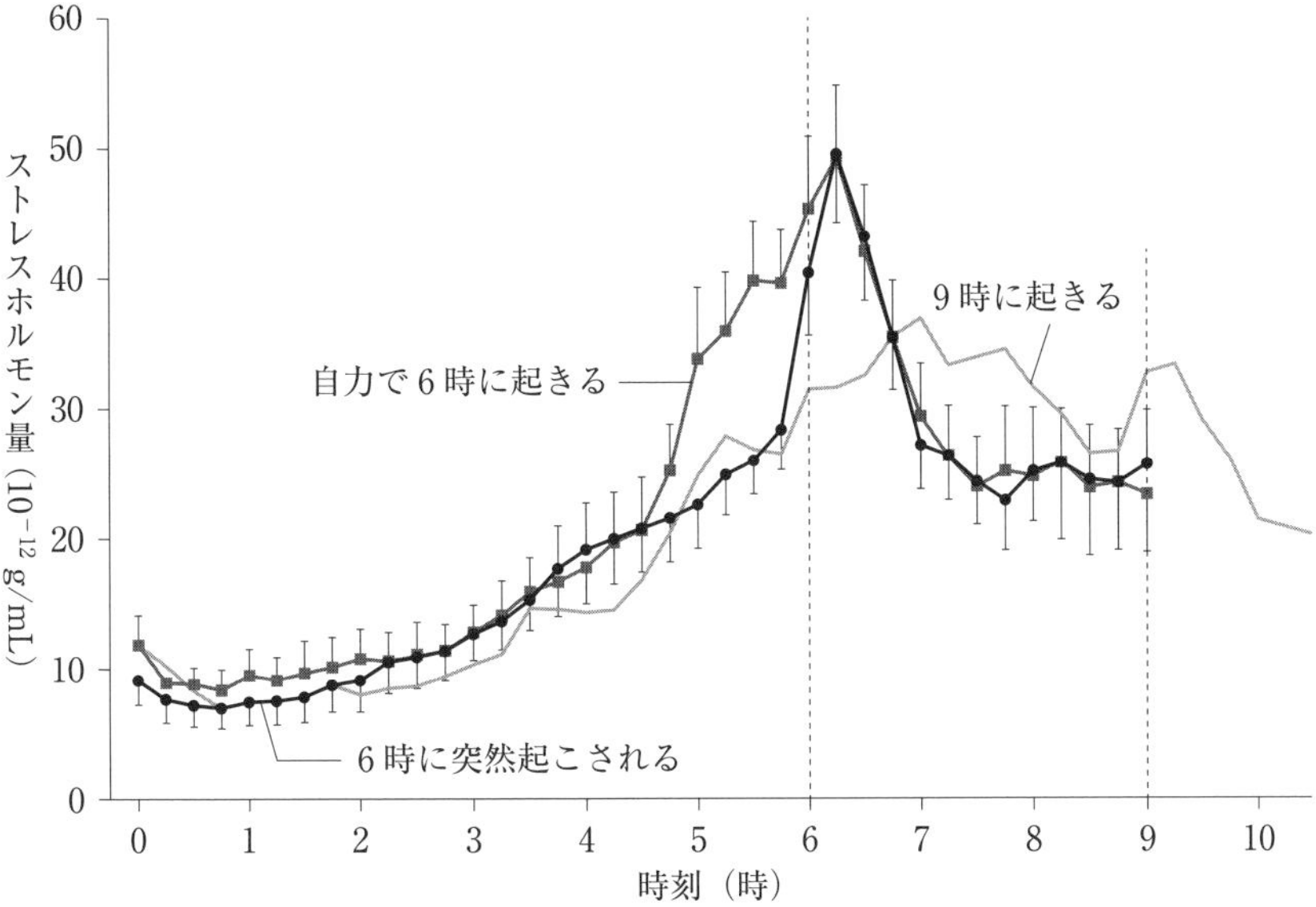

図2-4　睡眠前のストレスの睡眠中のストレスへの影響（Born ら，1999 より）．6 時に目覚めた被験者は，9 時までベッドにいる

値を示します。問題なのは、三つ目の条件で、「自力で6時になったら起きてください」と指示されていたときです。通常より1時間早く起きることになると、ほかとは異なり5時からストレスホルモンが大幅に上昇します。つまり、「起きなければいけない」という心理状態がストレスになるのです。

睡眠の質は脳波で測ることができます。周波数が低く振幅の大きい脳波のときの睡眠が深い睡眠で、心身の疲労の回復力の高いことが知られています。また、そのためこの深い睡眠の時間は、全体の睡眠時間が短縮しても減らないことも知られています。[15] 起き続けていると疲労が進展するため睡眠欲求が高まり眠気が生じますが、「起きなければいけない」という心理状態が深い睡眠の量(時間)を減らしてしまうことも知られています。眠る前のストレスは、深い睡眠の量を減らすだけでなく、質も劣化させるとされています[16]。不安が大きくなると、深い睡眠の量が減るという負の相関が、客室乗務員とトラック運転手を対象とした研究から示されています。

医師だけでなく、客室乗務員やトラック運転手にも深夜勤務が増えています。ご存じのように、今や多くの空港は24時間オープンしていますから、これまで昼間に運航していた飛行機が早朝や深夜にも運航するようになってきました。すると、客室乗務員もさまざまな時刻に起きる必要があり、睡眠中にも「起きなければいけない」という心理状態が強くなってしまいます。トラック運転手では、かつては荷物を運んだ帰りは空の車で帰ることができましたが、GPS(Global Positioning System, 全地球測位システム)などが車載されたことで勤務条件が変わりました。会社の指示によって、荷物を降ろしたら次の荷物を載せる連続勤務が多くなり、月曜日に会社を出て再び戻って来たのは翌週の月曜日、ということも珍しくなくなりました。そのような運転手は、トラックバース(荷物の積み下ろしのための停車場所)や車の中で仮眠をとることになります。走行時間、走行距離、道路の混雑度合いで起きる時刻を自ら調整する必要があり、客室乗務員と同じように、「起きなければいけない」という心理状態が睡眠中に生じることが多くなっています。

3　突然死の原因は循環器疾患

睡眠時間と死亡率

睡眠時間と死亡率の関係は、睡眠時間が長いほど死亡率が低くなるわけではありません。１週間の平均睡眠時間４時間から７時間にかけて、死亡率は徐々に減っていきますが、７時間から10時間にかけて高くなる、Ｕ字カーブを描くという研究結果があります[17]。睡眠時間が短いと死亡率が高いことは常識的に理解できますが、睡眠時間が長くても死亡率が高いのです。長く寝ても、疲れが残ることは、日常的に経験するでしょう。睡眠と死亡の関係は、睡眠時間の長さだけでは決まらないと考えられそうです。睡眠は、睡眠の量である睡眠時間だけでなく、睡眠の質である睡眠経過と睡眠の深さで考える必要があります。

一方で、過労死認定基準では、５時間睡眠の継続によって過労死のリスクが高まると記されています[18]。そこで、睡眠時間と睡眠の質を踏まえて、睡眠が過労死に及ぼす生理的なメカニズムを考えてみましょう。

徐波睡眠とレム睡眠

睡眠中の脳波などによって睡眠は、レム睡眠と睡眠段階１〜４のノンレム睡眠の５段階に分けられます。ノンレム睡眠は数字が大きくなると深い睡眠になります。体の中には乾電池の１００万分の１程度の電圧（10〜１００マイクロボルト）が生じています。脳における電圧の時間変化をグラフ化したときの特徴によって分類されるのが睡眠段階です。なかでも働く人にとって重要な睡眠は、睡眠段階３と４とを合わせた徐波睡眠（Ｎ３睡眠）とレム睡眠です。

前述の深い睡眠が徐波睡眠にあたり、この睡眠時に成長ホルモンが出て、細胞の修復などが行われています。[19]ひとことでいえば、徐波睡眠は疲労回復の睡眠です。一方のレム睡眠は、ストレス解消の睡眠で、大きく三つの特徴があります。

一つ目の特徴は急速眼球運動を伴うことで、Rapid Eye Movement の頭文字をとってレム(REM)睡眠と名づけられています。眼球は、角膜側がプラスに、網膜側がマイナスに帯電していますので、目玉が動くと電流が生じます。この眼球運動が生じているときには夢を見ており、それによって情動的なストレスを解消しています。

二つ目の特徴は、抗重力筋という筋肉が弛緩して、からだの各所の痛みやこりなどの身体的ストレスを解消していることにあります。したがって、徐波睡眠が疲労の回復の睡眠であるのに対して、レム睡眠はストレス解消の睡眠ということになります。とくにレム睡眠のストレスの解消は働く人にとって重要です。なぜなら、疲労の進展過程の研究によって、疲労は次に過労に、過労は次に疲弊に、疲弊は次に疾病に移行することがわかっており、それぞれの疲労の進展過程の原動力になっているのはストレスだからです。[20]

三つ目の特徴は、レム睡眠時には交感神経が活発になっていることです。つまり、徐波睡眠とレム睡眠の機能を大きく分けるならば、徐波睡眠は寝かせる睡眠で、レム睡眠は起こす睡眠といえます。図２－５に、１晩の睡眠における交感神経機能の推移を示しました。[21]自律神経には交感神経と副交感神経があり、交感神経は心身を興奮させる働きをもちます。レム睡眠時には、睡眠が浅くなり、収縮期血圧、呼吸数、心拍数、体の動きのいずれの値も高いことがわかります。つまり、レム睡眠には、交感神経を高めて心身を起こす役目があるということです。

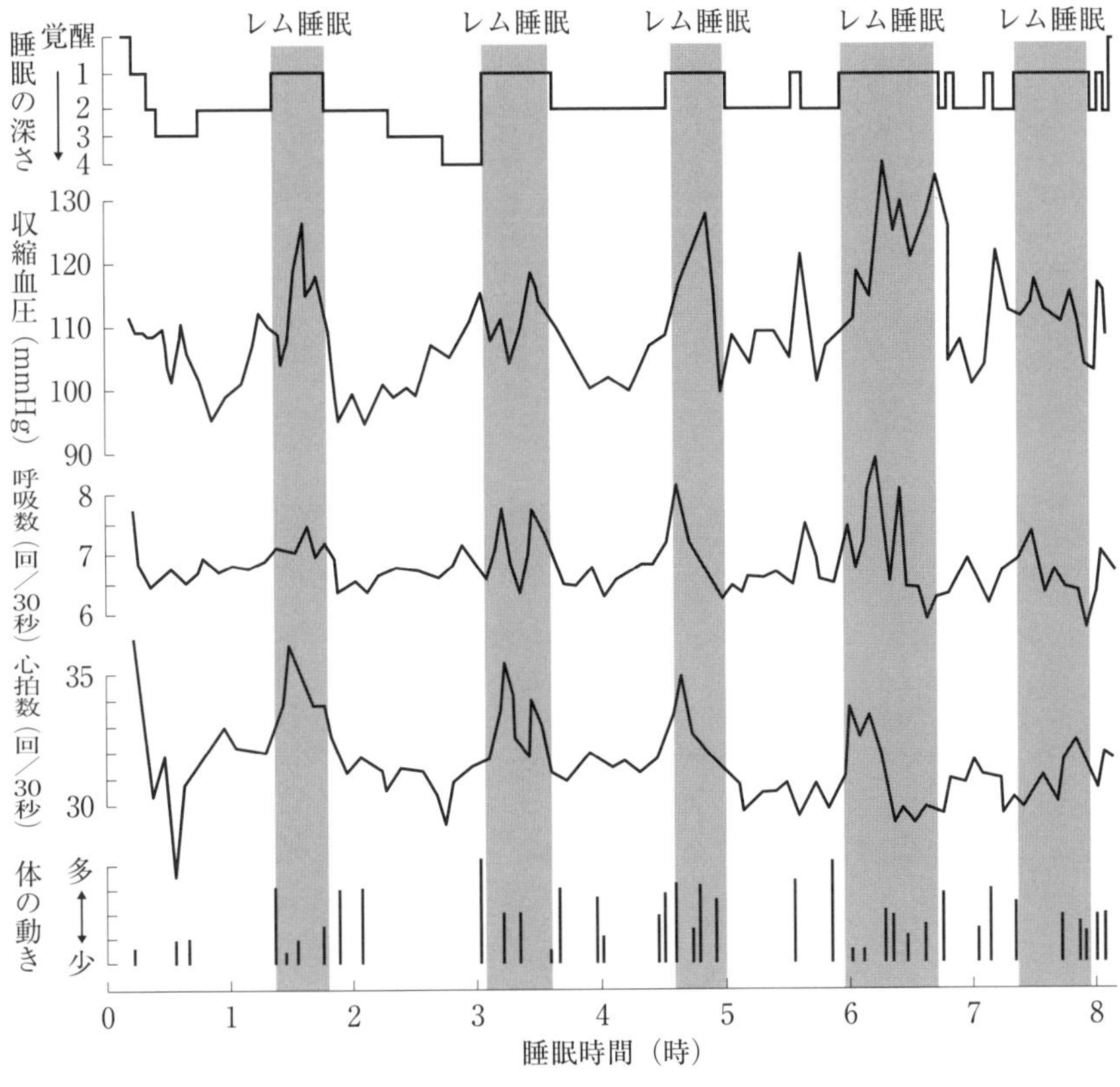

図 2-5　交感神経機能の推移（Snyder ら，1964 より）

睡眠経過の特徴と仮眠

1晩の中で、睡眠段階には出現の推移に特徴があります。それは、図2-6のように入眠から覚醒までの時間を前期、中期、後期に分けると、徐波睡眠は睡眠の前期に多く、レム睡眠は睡眠の後期に多いことです。通常、入眠から徐波睡眠になるまでは15分くらいかかり、最初のレム睡眠は入眠70~90分後に生じることがわかっています。

睡眠負債による眠気の解消に昼寝が推奨されて

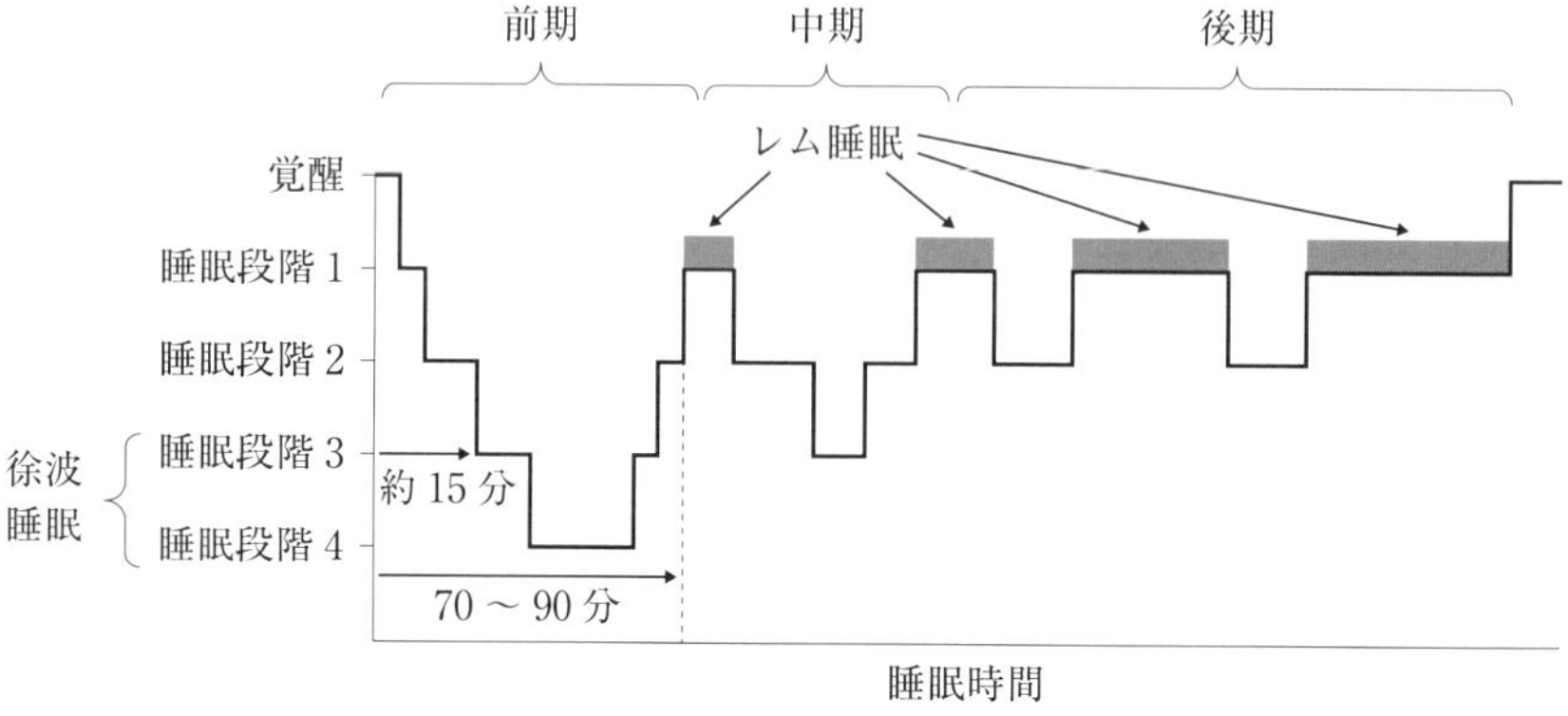

図 2-6　睡眠段階出現の推移

いますが、その場合、15分以内がよいといわれています[22]。それは、徐波睡眠になる前で起きた方がよいからです。徐波睡眠は深い睡眠なので、そこで起きると「ぼぅ～」とした感じが継続します。これを物理学の法則になぞらえて睡眠慣性といいます[23]。

一方、夜勤中の仮眠は疲労の回復が目的ですので、疲労の回復力が強い徐波睡眠を含んだ睡眠時間が推奨されます。睡眠の経過から見て、入眠後70～90分目に生じる最初のレム睡眠時に起きるのがよいとされています。覚醒に近い浅い睡眠なので、睡眠慣性が生じることなくスムースに起きられるからです。

長時間労働と睡眠の質

5時間睡眠が継続すると、脳疾患や心臓疾患のリスクが高まるという多くの研究があります。睡眠時間が5時間なら、覚醒は1日19時間になります。ヒトの生理機構から眠気が生じる起床後16時間より覚醒時間が3時間長いわけです。この3時間に疲労が進展すると、疲労を回復しようと

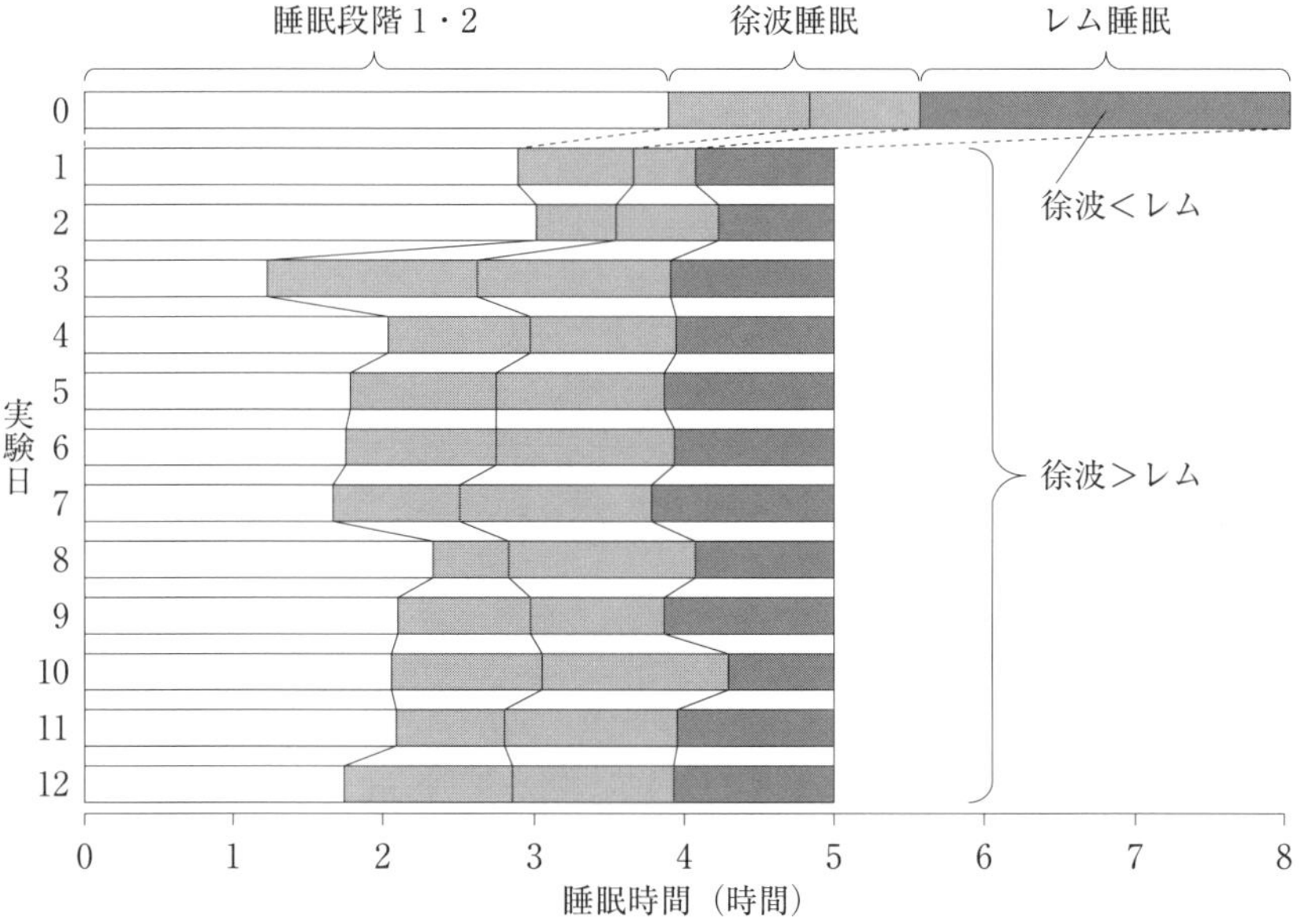

図2-7　睡眠時間5時間の継続による睡眠段階の出現量の変化（佐々木・酒井，1997より）．0日目は8時間睡眠，1～12日目まで5時間睡眠を継続

徐波睡眠が通常より多く出現します。すると、睡眠圧の低いレム睡眠が抑制されます。

図2－7は、覚醒時間16時間、睡眠時間8時間のときと、覚醒時間19時間、睡眠時間5時間を12日間継続したときの睡眠段階の出現量を比べた結果です[24]。8時間睡眠のときの徐波睡眠とレム睡眠は、前述のように徐波睡眠が睡眠時間の前半、レム睡眠が睡眠時間の後半に多く出現し、徐波睡眠よりレム睡眠の量が多くなります。しかし、覚醒時間が長くなると、疲労を回復させようとして徐波睡眠が多く出現し、その反動でレム睡眠が少なくなるのです。

長時間労働と循環器負担

レム睡眠時には交感神経が活発化す

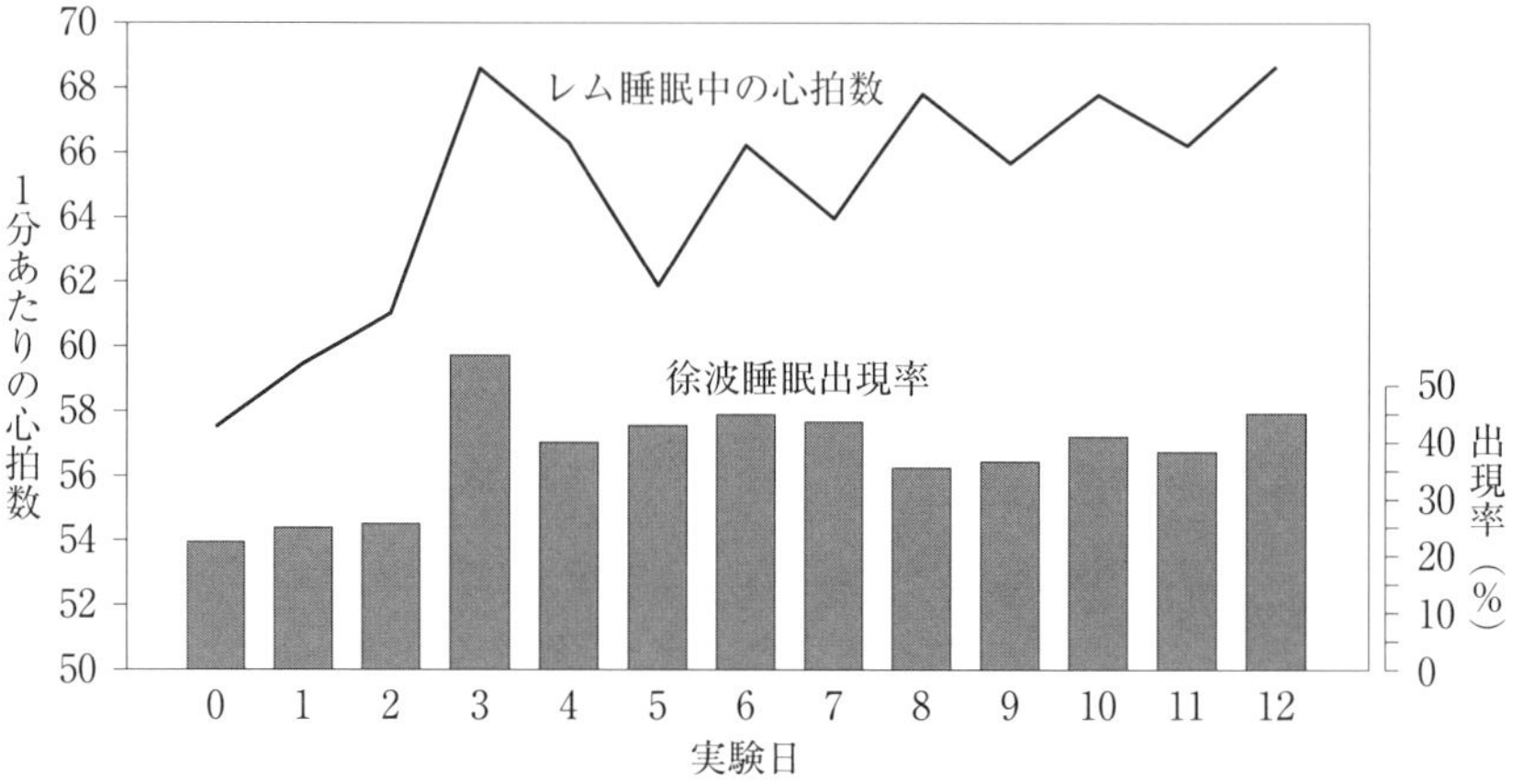

図2-8　5時間睡眠を継続したときの交感神経の影響（佐々木・酒井，1997より）．0日目は8時間睡眠，1～12日目まで5時間睡眠を継続

ると前述しました。では、覚醒時間が長くなり、睡眠時間が短くなると、レム睡眠中の交感神経に影響はあるのでしょうか。5時間睡眠を12日間続けたときの、レム睡眠中の心拍数と徐波睡眠の出現率（徐波睡眠時間／総睡眠時間）の変化を調べたのが図2－8です。被験者は、8時間睡眠後に12日間、5時間睡眠を行います。

徐波睡眠出現率は、2日目までは8時間睡眠（0日目）と同じ水準を示します。しかし3日目以降、12日目まで継続して2倍前後の出現率となります。

一方、レム睡眠中の心拍数は、3日目に急に高くなり、その後上下を繰り返しながらも上昇していきます。8時間睡眠時のレム睡眠中の心拍数は1分間に58拍未満ですが、5時間睡眠12日目には68拍以上を示しています。この被験者は、ナント！ ただ睡眠時間が異なるだけで、レム睡眠中の心拍数が1分間に約10拍高くなったことになります。この結果は、加齢などによって血管に脆弱性がある人では、血管が切れて出血を起こすリスクが高いことを表しています。睡眠中の突然死が多いことはこれまでも知られていましたし、最近ではレム睡眠が短縮することで血管内皮機能が劣化することも分かってきました。[25]

表２－１は、症状が生じてから24時間以内に亡くなる「突然死」をした人が、どのような行動をしたときに発症したかを示したものです。[26] 健康な人でも疾患のあった人でも、就寝中の発症が最も多いことがわかります。睡眠は落ち着いた状態と普通は考えますが、意外と「激しい状態」なのです。

表 2-1　突然死の原因(%)(徳留，1994 より)．1989-93 年，東京都監察医務院で剖検

	健康群(総数 3179 件)	疾患群(総数 15010 件)
就寝中	33.6	33.1
入浴中	10.7	8.9
休息・休憩中	6.2	8.2
作業労働中	4.5	1.8
排便中	4.2	5.0
その他	40.8	43.0

なお、過労死の最も多い職業はトラック運転手です。トラック運転手では、荷扱いをしていたときの発症が多い一方、睡眠時には意外と少ないことがわかってきました。[27] 過労死は、睡眠時だけに起こっているわけではありません。

4　過労による精神疾患と自死のメカニズム

長時間労働とうつ病の罹患率

過労自死のメカニズムは、過労死より複雑に考えられています。パワハラ、セクハラ、何らかの衝撃的な出来事が関与するからです。

しかしながら、長時間労働がおおもとであることには変わりありません。実際、過労自死の研究では、長時間労働が原因である場合が多いことが明らかになっています[28]。

長時間労働を行えば、当然、睡眠時間は減少せざるを得ません。睡眠時間とうつ病の罹患率は図2－9のようになります[29]。睡眠時間と死亡率の関係と同じようにU字カーブを示すことから、過労自死をとらえる場合にも、睡眠の質との関連を考えることが重要になってきます。

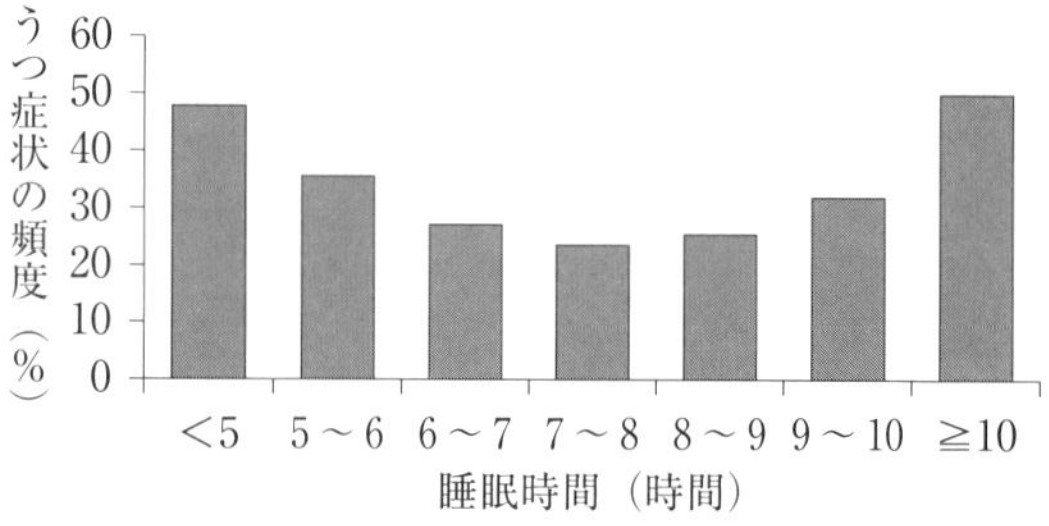

図2-9　睡眠時間とうつ症状の頻度（Kaneitaら，2006より）

情動ストレスの解消とレム睡眠

図2－10は、レム睡眠時に夢を見ることによって、情動ストレスを解消していることを示す実験結果です。複数の被験者に昼間90分間の睡眠をとらせ、その前後で人の顔への感度がどう変化するかを見る実験です。睡眠の前後で見せるのは、「恐れ」「悲しみ」「怒り」「喜び」を表現した10枚の顔写真です。「平常時」を1点、それぞれの感情が大きくなるにつれて2点、3点と点数を大きくし、非常に大きいと感じるときを最大の4点として、10枚の写真を4段階評価させます。そして、睡眠後の評価点から睡眠前の評価点を引いた点数を「感度」とし、その平均点をグラフの縦軸に示します[30]。

このとき、睡眠の中にレム睡眠が含まれる群と含まれない群とを比較します。すると、レム睡

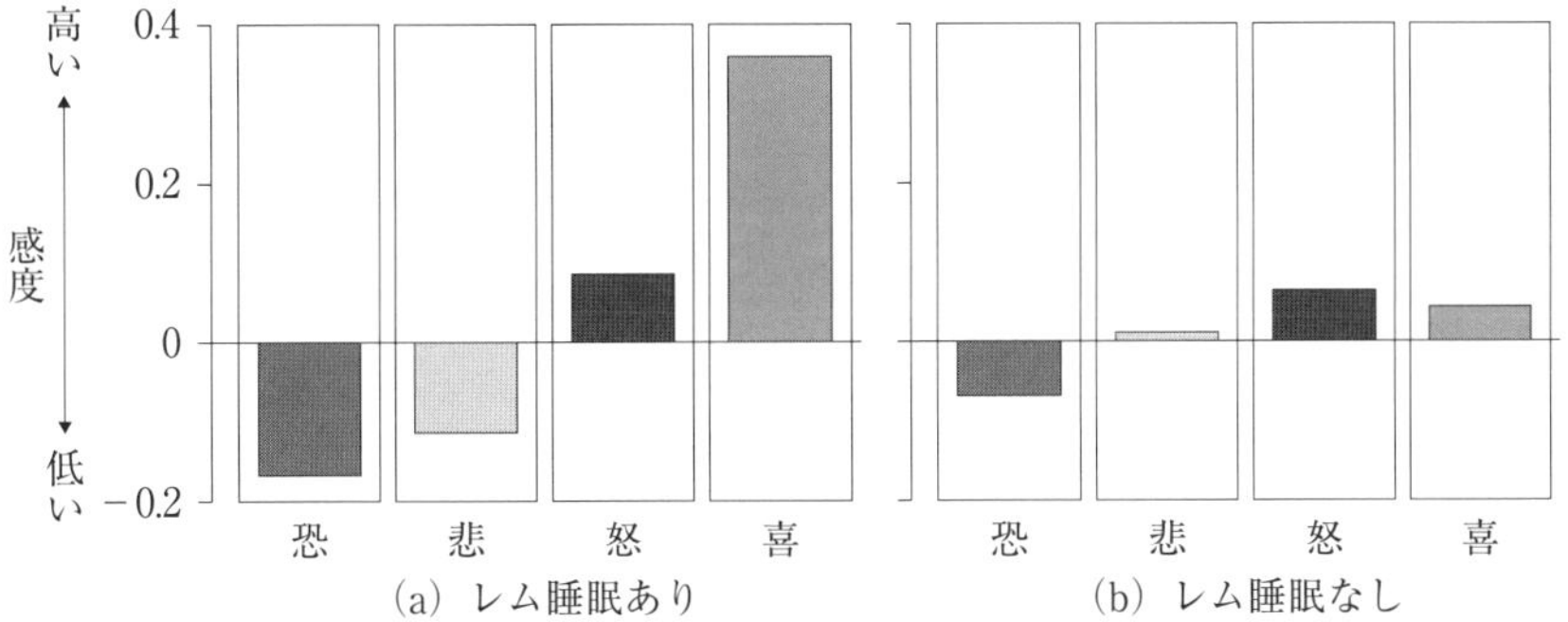

図 2-10　レム睡眠の有無による感度の変化(Gujar ら，2011 より)

眠を含まない群に比べて含まれる群では、「恐れ」や「悲しみ」の感度が低下し、「喜び」の感度が上がることがわかりました。このことから、レム睡眠は情動ストレスを解消していると推測されます。

長時間労働が、心身の疲労回復を行う徐波睡眠を異常に増やす一方で、レム睡眠を減らし情動ストレスの解消不全を生じさせ、やがて精神疾患や過労自死をもたらすと考えられます。

これまで睡眠といえば、睡眠障害を念頭に置いて研究されてきましたが、近年では「睡眠健康」という概念も提唱されています[31]。睡眠健康とは、単に病気がない状態ではなく、睡眠によって自らのパフォーマンスが十分に発揮できる、または夜勤などの特殊な職場環境に適応できることで評価される積極的な概念です。この概念を用いると、個人やコミュニティの潜在能力の発揮や、国民の健康増進、医療費の削減など、他のヘルスケアの課題に相乗効果をもたらすと期待されています。

その点からすれば、勤務医こそ率先して睡眠健康を実践し、他の職業の規範となるべき職業といえるでしょう。

第3章　医師の過労死はなぜ起きる——過重労働と歪んだ医療政策

1　医師の過労死の実状

若い医師の突然死

２０１４年、30代前半の医師が自宅で突然亡くなりました。心臓死でした。突然の死であったため解剖が行われ、「致死性の不整脈による瞬間死である可能性が高い」とされました。労災と認定され、その理由は「心筋壊死が認められないことから致死性の不整脈による瞬間死である可能性が高い。本人の健康診断の結果によると、特に素因・基礎疾患は確認できない。一方で、発症前の期間において恒常的に長時間の時間外勤務や連続勤務が確認されていることから、これらの過重な職務が、強度の身体的負荷となって心臓に過重なストレスをかけたことにより致死性の不整脈を誘発した結果、短時間で死に至ったものと考えるのが医学的に合理的である」でした。

被災者医師の労働時間に関しては、死亡前の6カ月すべてで時間外労働が１００時間以上と、過労死ラインを超えていました。しかも、そのうちの3カ月は２００時間を超えていました。被災者医師には2人の子どもがいますが、下の子は、当時まだ生後3カ月でした。

被災者医師は、大学病院から市内の公的な病院に移って8カ月目に亡くなっています。家族には、以前勤務していた大学病院の「入院件数は半年で超えてしまった。やらないといけないことばかり。終わりなんてない。学会があるし、看護学校のスライド、看護師さんや救急隊への勉強会のスライドもつくらないといけないから午前2時、3時まではかかる」と話しています。

妻は、「0時過ぎに帰ってご飯を食べた後、深夜にパソコンや本を寝室に持ち込んで資料をつくり、学会前にはたくさんの英語の資料を読んでいた」と語っています。また、被災者医師は、「病院は透析室の準備をしているようで、それができる来年にはこの病院を出ていかないと、(自分は)倒れてしまう。今よりもっと忙しくなって帰れないだろう」、さらに現場の医師の深刻な状況を「誰かが倒れないと、病院はわからない」とも語っていました。

管理職の小児科医師の自死

遡って1999年8月16日、小児科医の中原利郎さん(享年44歳)が、東京都内の勤務先病院の屋上から投身自死しました。「少子化と経営効率のはざまで」という遺書を残されていますので、その一部を紹介します。

小児科消滅の主因は厚生省主導の医療費抑制政策による病院をとりまく経営環境の悪化と考えられます。生き残りをかけた病院は経営効率の悪い小児科を切り捨てます。

(中略)

間もなく21世紀を迎えます。

経済大国日本の首都で行われているあまりに貧弱な小児医療。不十分な人員と陳腐化した設備のもとで行われている、その名に値しない(その場しのぎの)救急・災害医療。

この閉塞感の中で私には医師という職業を続けていく気力も体力もありません。

その病院では、96年から小児科単科で24時間365日の当直勤務を行うことになっており、担当は6人の常勤小児科医でした。病院では経営改善への取り組みが本格的に行われており、少ない人数で当直を回すため、当時40歳を超えていた中原医師も、月に4回以上の当直をしていました。さらに、99年1月から3月にかけて小児科部長を含む3名が退職しました。その後、1名しか人員が補充されず、激務が負わされています。当直の回数は月に8回になることもありました。当直がある日は、通常勤務から当直を挟んで翌日の通常勤務終了まで、32時間以上の労働を継続する場合さえありました。さらに、同年2月には退職した小児科部長の後任として部長代行を任され、経費削減を強く意識せざるを得ない状況に置かれています。

このような劣悪な労働環境で、遅くとも99年4月には、睡眠薬なしには眠れないうつ状態に陥っています。明るくて多くの患者さんに慕われていた中原医師ですが、この頃には家族にも「このままでは自分は病院に殺される」「小児科医なんて、誰にも感謝されない仕事だ」と訴えるようになっていたそうです。ストレスや過労により、血圧の上昇などでついには倒れる事態となり、1週間の夏期休暇が与えられましたが、それが明けて勤務が始まる朝、自死をしています。

妻であるのり子さんが、夫の死を「絶対に労災申請する」と宣言したとき、周囲は止めたそうです。そしてその人たちは「仕事が原因で医者が死ぬのは仕方ない。戦死だ」といったそうです。しかし、1人の同僚の医師が「本当に大変だった」と何度も繰り返し訴えて、2004年12月に起こした行政裁判で、3年かかってようやく勝訴することができました。

医師の過労死裁判の実像

「急性死」や「突然死」といわれていた、過労とストレスによる労働者の死亡を、産業医が「過労死」と呼びはじめたのは1970年代半ば、過労死が社会的な問題となったのは80年代後半です。88年に弁護士による「過労死110番」の取り組みが始まりました。80年代以降は労働法の規制が緩められる一方だったのです。90年台後半から医師の過労死裁判が多発し、2007年の過労死弁護団の調査では、労災認定を受けた医師や裁判中のものなどを含めて22件となっています。もちろん、労災が認められたり裁判となったりするのは氷山の一角にすぎません。過労死の裁判を起こすことは容易ではありませんが、なかでも医師の過労死裁判は困難な裁判です。

90年代の後半に過労死裁判が起こるまでは、ほとんどの病院では医師は労働者であるとは考えられていませんでした。医師は労働者ではないといい放つ病院管理者も、いまだに少なくありません。ですから、多くの医療機関でまともな労務管理は行われず、医師の労働時間の正確な記録すらない場合が大半でした。そのため、遺族側は、労働時間を知るために半年間の電子カルテの入力時間などを詳しく調べて証拠とし、裁判所に提出する必要があります。ほとんどの場合、医療機関側は、長時間労働はなく過労死もなかったと主張して争いとなるため、遺族側は証人を集めるなど大変な苦労があります。被災者の周囲の医療従事者たちも、医師が長時間働くことは当たり前であると考えていることが多く、病院側からの圧力が働くことも少なくないため、裁判で証言してくれる人を見つけるのも容易ではないのです。このため、相当な数の医師の過労死が、表面化していない可能性があります。

2　医師の過労死の背景

医師の労働者性と労基法

医師労働の特徴を考えるときには、医師の資格と労働者性を分ける必要があります。医師のなかには経営者がいれば労働者もいます。このことは医師免許の有無とは関係がありません。すでに述べましたが、労基法第9条には「この法律で「労働者」とは、職業の種類を問わず」と書かれています。病院などに雇用されて賃金をもらって働いている医師は明らかに労働者です。ところが、自分が労働者であるという自覚が十分ではないことが大きな問題点です。

研修医については、さらに見習いとされてきましたが、１９９８年に関西医科大学で、1年目の研修医が過労により突然死した事件において、研修医は労働者であると、裁判で明確に認められました。過労死で亡くなってから労働者であることが認められても取り返しはつきませんが、この判決は若い研修医を守るための大きな一歩です。

前述の「勤務医労働実態調査２０１７」（10・22・32ページ）によれば、「あなたの医療機関では労働基準法は守られていると思いますか」の問いに、「守られている」が１４・０パーセント、「やや守られている」が３０・６パーセント、「守られていない」が３８・５パーセント、「労働基準法がわからない」が８・０パーセントでした。これを病院の開設別でみると、「守られていない」が最も多いのは大学病院で、５９・４パーセント、次いで国公立病院が４４・２パーセント、公的病院が３７・６パーセント、私的病院が３１・６パーセントでした。

医師の健康状態に関する質問では、「健康である」が５８・２パーセント、「健康に不安」が３３・４パーセント、「大変不安」が３・８パーセント、「病気がち」が２・９パーセントでした。患者の命や健康を守る勤務医の約４割が健康に不安をもち、なかには病気がちである医師がいることはとても深刻です。

医師のストレス労働――カラセックモデル

ここで医師労働とストレスの問題について触れておきます。「勤務医労働実態調査２０１７」では、医事紛争の経験の有無を問うていますが、「ある」と答えた医師は１６・５パーセントでした。診療科別では外科が一番多く、二位が産婦人科でした。また、医療トラブルのストレスに関しても調査していますが、９割の医師が「ストレスがある」と答えています。なかでも「診療に支障」が出るほどのストレスが５・０パーセント、「かなりある」が２８・９パーセントです。

人の生死にかかわることから、医師の業務自体が強いストレスをもっているとされ、これは精神疾患の認定基準の要素となっています。医師は過労死認定基準でも、心理的負荷の強い業務の例にあげられています。裁判の意見書に「カラセックモデル」が使われます。これはカラセックという研究者が仕事上の精神的ストレスを整理したものです。このモデルは、職務上のストレスを与える要因を労働時間などの「仕事の要求度」と職務遂行の裁量を示す「仕事の裁量度」、そして、上司や部下からのサポートを示す「支援度」の三つの視点から評価するものです。具体的には、仕事の量が多く(仕事の要求度が高い)、職務遂行の裁量が少なく(仕事の裁量度が低い)、しかも、上司や部下などからの援助が少ない(支援度が低い)場合に、脳・心臓疾患の発症のリスクが増大するとされています。医師労働をトータルに見れば、①要求度が高いこと(失敗が許されないなど)、②裁量度が低いこと(昼夜を問わずに常に患者の安全を最優先にしなければならないなど)、さらに、③支援度が低い(専門外の他人の協力が得られないなど)といった点から医師の職務上のストレスは非常に高いといえます。

医師の自己研鑽と安全

医師の労働時間に関しての議論では、「自己研鑽」という言葉がよく出てきます。そして、自己研鑽は本人が自分の意思で勝手にやっていることなので、労働時間には入らないとの主張がみられます。この自己研鑽の問題は、当直問題とともに医師の長時間労働に大きく関係しています。「自己研鑽」という言葉は深く理解されないまま独り歩きしている面があるので、ここで整理しておきます。研鑽とは「学問などを深くきわめること」という意味です。これに自己という言葉をつければ、その研鑽は任意に、ということになります。研鑽を行うかどうかはまったくの個人の自由であるということです。しかし、標準的な医療技術を習得する研修は「学問などを深くきわめる」こととはまったく異なるものですから、研鑽とはいえません。

具体的な例を示せば、受け持ち患者の診断や治療に関する基本的な勉強であれば、これは患者に標準的な医療を提供するために必要なものであり、医師にはこれを学ぶ義務があります。また、病院には患者に標準的な医療を提供する義務があり、病院に勤務する医師が標準的な医療を行えるよう管理・指導する義務があります。もし、研修医などに十分な能力がない場合には、上級医がサポートをするなどの体制をとり、患者が不利益を被ることがないようにする必要があります。同時に、医師に適切な能力を身につけさせるために研修・教育などを行う必要もあります。

これらは、医療機関が医療の安全や質を担保するためのもので、任意の研鑽とはまったく別です。高度な手術などに関しても、病院管理者や外科系の管理者は、執刀医が適切な能力をもっているかを判断し、不十分な場合には上級医の指導のもとに手術を行ったり、安全性が確保できない場合には、手術自体を中止するなどの対応をとる必要があります。医療行為は患者の命や健康に直接関わるものですから、標準的な医療行為を行えるようにする教育は、自己研鑽ではありません。これらは、業務に直結するため労働時間になります。

医師以外の業種においても、研修や訓練は日常的に行われている業務です。パイロットであれば、飛行機の操縦ができるようになるまでは、長期間にわたり研修や訓練が行われ、すべての試験をクリアするまでは、旅客機の副操縦士の業務を行うことは許されません。さらに、一人前のパイロットになってからも常にシミュレーター等で訓練が繰り返されますが、これらはすべて自己研鑽ではなく業務です。消防士においても、出動時に適切な能力が発揮できるよう常に研修や訓練を行っており、これが日常業務の多くを占めています。

手術の向上を目的とした勉強も患者のためであり、それが標準的な技術であれば、当然、手術の成功や質を担保するものです。また、標準を超える高度な技術の習得であっても、高度医療機関であれば高度医療を行うこと自体が目的であるため、これは研鑽といえるかもしれませんが、決して任意の研鑽とはいえないでしょう。

リスクを伴う医療行為に直結するものは、「学問などを深くきわめる」研鑽の域を超えることになるため、高度医療の研究も任意の自己研鑽とはいえません。当然、これらは労働時間になりますが、多くの病院はこれを労働時間として認めていません。本来であれば、これらの研鑽は業務時間内に行うべきものですが、業務時間内は診察や治療などで多忙を極め、結局、時間外に自己の意思で勝手にやっているとされてしまうのです。このような労働も、医師の過重労働を増やす大きな要因となっています。

国の責任を医師個人に丸投げする応召義務

医師法第19条には「応召義務《おうしょうぎむ》」と呼ばれるものがあります。「診療に従事する医師は、診察治療の求めがあつた場合には、正当な事由がなければ、これを拒んではならない」というものです。この条文には具体的なことは書かれていないため医療現場から質問が寄せられ、そのために厚労省がこの法律の解釈をいくつか出しています。そのなかには「何が正当な事由であるかは、それぞれの具体的な場合において社会通念上健全と認められる道徳的な判断によるべきである」との記載がみられます。しかし、医師においても患者においても多様な価値観やさまざまなとらえ方があり、「社会通念」や「道徳的な判断」に大きな食い違いがあるために、医療現場に混乱がもたらされています。また、医師の働き方の多様性や医療の高度化さらにチーム医療が一般的になってくるなかで、今日の医療現場の実情を反映していません。

さらに、応召義務には労基法に定められている労働時間や休日の取得に関する権利の視点などがないため、地域や診療科によっては個人の医師が24時間365日、常に義務を果たすよう求められることになりかねません。国家が個人に無制限の義務を課すとなれば、基本的人権を侵害することになります。根本的な解決のためには、応召義務は廃止、または改正すべきです。

本来、必要なのは憲法第25条の生存権を守るために、国民の医療を受ける権利を法的に定めることです。そして、この責任は決して個人の医師が負えるものではありません。本来は国が果たすべき役割を医師の個人責任に転嫁しているともいえます。実際にこのような不当な義務があれば、多くの医師は、医療過疎地や夜間の長時間労働の多い診療科を選択しなくなるために、医師の偏在はますます進むことになります。

基本的には、国民が医療を受ける権利を守る責任は国にあります。国や自治体や保険者は税金や高額の保険料を国民から集めています。当然、国民からお金を徴収すれば、国民に医療を提供する義務が生じます。また、医師数を含め医療供給体制の整備の権限は国にあります。保険料を徴収しておきながら医師不足を理由に医療を受けられない国民がいるとなれば、これは国家的詐欺といわれても仕方がありません。

まずは、国民の医療を受ける権利を守るうえでの国や行政の責任を明確にする必要があります。具体的には、すべての国民が医療を受けられるように医療体制を整備することが挙げられるでしょう。医師不足や偏在の責任は医療機関にはありません。医師の養成数は国が管理しているため、国の責任を明確にしなければ地域医療を守ることもできません。

次に、医療機関が担う役割と義務を明確にする必要があります。その医療機関が救急告示病院であれば24時間365日、救急対応ができる体制をつくることなどが挙げられるでしょう。これらの役割を明確にしたうえで、医師個人の義務を定めるべきです。

ここで、医師個人に求められるものについて少し触れておきます。世界的な医師の倫理綱領とされる「ジュネーブ宣言」があります。そこには、医師はその仕事において「私は、良心と尊厳をもって（中略）私の専門職を実践する」、また「年齢、疾病もしくは障害、信条、民族的起源、ジェンダー、国籍、所属政治団体、人種、性的志向、社会的地位あるいはその他いかなる要因」においても差別してはならない、と書かれています。筆者は医師個人に求められる義務は、この2点に集約されているのではないかと考えています。

3　医師の聖職者論と歪んだ医療政策

転機を迎えた医療界

筆者(植山)は、人の命や健康に関わる医師は、その職業として高い倫理意識をもつべきであると考えています。しかし、医療界が発言している聖職者論に関しては、大きな誤りがあると感じます。医師が患者に対して誠実であることと、長時間働かなければならないことは別の問題です。誠実であることは、患者の人権を尊重し、病気に関してわかりやすく丁寧に説明し、患者の選択権を保障することだと思います。このようなことは、医師個人の倫理に関わることです。一方で、日常的に長時間の労働が必要であるということは、医師の人的不足に起因することであって医師の責任ではなく、医療政策や医療行政の責任です。医療システムの問題を聖職者論と混同して、医師個人の責任にしている点が問題です。

しかし、医師の聖職者論の下で、多くの医師が当直をはじめとする長時間の過重労働を強制されてきました。当直に不満をいったり、深夜や休日の呼び出しに応えなかった場合、周囲から医師としての自覚や適性がないと誹謗されたり、時として患者やその家族から非難されるなど、病院を出ていかざるを得ない状況に追い込まれかねません。特に専門医などの資格を目指す医師にとっては、文句をいわずに従順にひたすら働き続けるか、目的を諦めるかの選択が迫られることになります。そして、前者を選んだ場合、当然、肉体や精神を病むリスクは高くなり、これが過労死の温床になっています。

一方、この厳しい労働環境を勝ち抜いた医師たちが、大学教授や病院長などの管理的な役割を担い、自分たちの成功体験を強要する医療界がつくられてきました。しかし、過労死が社会的な問題となり、過労死遺族の発言が報道され、医師の労働実態が明らかになるなかで、大きな変化が起きています。若い医師たちの意識も時代とともに変わり、ワークライフバランスを満たす診療科や、医療機関を選択する医師たちが多くなっています。医療界は大きな転機を迎えているといえるでしょう。

主治医制という慣習も、それが、特定の医師が特定の患者に対して24時間365日にわたり責任をもつことを意味するなら、非現実的な幻想でしかありません。今日の医療では、しっかりとしたチームをつくり対応することが、医師にとっても患者にとっても利益となります。

国民的な議論を求む

実は、日本の医療は国際的にみれば、極めて特殊なものとなっています。医療関係者も含め、国民が当たり前と思っている医療が、世界の常識とはかけ離れているのです。1年間の医療機関への国民一人当たりの受診回数は、OECD諸国平均は6・9回ですが、日本は12・7回と約2倍です。病床数は、人口1000人当たりOECD諸国の平均は4・7ですが、日本は13・2と約3倍です。また、CTやMRIといった検査機器の人口当たりの普及率は、世界で断然トップでOECD平均の3倍から4倍となっています。さらに、薬剤費の保健医療支出に占める割合は、韓国に次いで2番目に高くなっています。

また、日本の医療はフリーアクセスという制度をとっています。これは保険を使って病院を自由に選択できる制度で、患者にとっては喜ばしいことです。しかし、ヨーロッパの国々では病院の選択には制限があります。アメリカではフリーアクセスですが、公的な保険はありません。保険を使ったフリーアクセスは、有名病院や高度医療機関に患者を集中させます。また、コストの上昇なども、公的な保険の維持を困難にさせます。この点も考えていく必要があります。

日本人の医療に対する要求度は極めて高く、病床数や検査機器も多く、薬にも莫大な医療費が使われています。一方、医師はその数を国に抑制され、看護師などの医療従事者の養成数も少なく深刻な人手不足となっています。日本の医療政策の大きな歪みを、偏った聖職者論でごまかしてきたために、医師をはじめとする多くの医療従事者が犠牲になってきたのが真実です。医療は箱モノの病院や検査機器・薬だけで成り立っているものではありません。医療従事者の存在なくして成り立たないのです。医療従事者の権利を守らない医療制度が、持続可能でないことは明らかです。

現在の医師が、まともな労働条件で働くには患者の受診回数や適切な医療機関の配置、さらには検査や薬の処方のあり方についても見直す必要があります。また、病院がたくさんあってもそこに十分なスタッフがいなければ、適切な医療は提供できません。産婦人科や外科など診療科によっては、必要な体制をつくるために、一つの病院に一定数の医師を集める集約化も検討しなければならないでしょう。

いずれにしても、日本の医療制度には大きな歪みがあり、現状の医療体制の維持は限界に来ています。未来につながる医療をつくるために、国民と医療従事者が納得できる制度とするために、医療に関する国民的な議論が求められています。

第4章　豊かな社会を目指して

1　医療の近未来への警鐘

医学の進歩と医療政策

すでに述べたように、産業構造の変化により国民の関心や要求は、衣食住から健康増進や高度医療へと変化しています。この先もこの流れは変わることはないでしょうし、生命科学やＩｏＴ（Internet of Things, モノのインターネット）、医学の発展によって、健康産業や医療産業はさらに発展し続けるでしょう。これは人類にとって進歩であり望ましいことです。そして、医学・医療の専門家である医師の需要はさらに増えることになります。

この流れを、国家が医師数抑制という政策で、無理やり抑え込むことは医師の需要と供給のバランスを壊し、社会に大きな歪みを生むことになります。日本における健康産業や医療産業の発展を損ない、国際的な競争から取り残されることになるでしょう。また、適切な医療を受けられない国民が生まれることにもなるでしょう。

強制的に保険料を徴収されながら、医師が足りないことを理由に医療を受けられない国民が増えれば、国民皆保険制度は崩壊することになります。すでに医療過疎地の問題は深刻です。国として、産業構造の変化と正しく向き合い、地域医療と国民皆保険制度を守る政策を、責任をもって実行する必要があります。

科学の発展と人類の幸福

今日、ＡＩ（Artificial Intelligence，人工知能）の発展が目覚ましく、これに対する期待が高まっています。しかし、ＡＩは万能ではありません。診断や治療のレベルを上げるという点では大きな力を発揮することは確かですが、人間の労働を改善する保証はどこにもないことを理解しておく必要があります。そして、人類の歴史のなかで、科学の発展が働く人々にどのような影響を与えてきたかをしっかりと見据え、その教訓に学ぶ必要があります。産業革命によって人間の生産力は飛躍的に増大しましたが、その進歩はすべての国民に喜びを与えたわけではありません。すでに述べたように子どもに長時間労働を強いたり、労働者の平均寿命を大幅に低下させたりと、過酷な副作用をもたらしました。この産業の発展は、労働者の幸福を目的にしたものではなかったのです。そしてヨーロッパ諸国では、長い時間をかけてこれを修正し、人間らしい働き方を法律で定めました。つまり、科学や産業の発展は、それ自体が直接人類の幸福に結びつくとは限らず、人類の幸福に結びつけるには、それを目的とした法律やルールをつくる必要があるということです。

最近の例では、１９９０年代にパーソナルコンピュータが普及し、その後インターネットや携帯電話を誰もが使えるＩＴ環境が発展しました。医療機関でも電子カルテなどが普及し、働き方も変化しました。これは、科学の発展がもたらした産業革命の一つといえるでしょう。

80年に、アルビン・トフラーが書いた『第三の波』という本が世界的なベストセラーになりました。そこには、近い将来、コンピュータやＩＴの発展で、人々は1日4時間程度働けば十分な社会が来るであろう、と書かれていました。しかし、働く人々の環境は改善されたでしょうか？筆者は、この発展の暗部として、職種によっては24時間、仕事から逃れられない環境がつくられたと考えています。医師の立場からみれば、365日24時間対応が可能な環境がつくられました。

固定電話と留守番電話しかなかった時代と異なり、勤務時間外に何時でもどこにいても、電話やメールに対応しなければならなくなりました。携帯電話やメールに対応しない理由を見つけることは容易ではありません。コンピュータ・携帯電話・ＩＴの発展は診断や治療の効率化には貢献しました。しかし、医療従事者の働き方の改善には貢献していません。これらが発展した90年代から、医師の過労死は多発しているのです。つまり、科学は発展しましたが、それを働く人々の幸福につなげる法律やルールができていないということです。

ＡＩ信仰の危険性

２０１７年4月、厚労省が「新たな医療の在り方を踏まえた医師・看護師等の働き方ビジョン検討会」の報告書を出しました。この報告書は、必要なのは「高生産性・高付加価値」構造に転換することであるとし、テクノロジーの変化等で「医師の診療を補完し得る職種が飛躍的に種類・量ともに増加する」と書かれています。また、医師の需給に関しては「『人材養成数を増やすことで労働力を確保する」（中略）という発想に頼るべきではない」と、医師の労働時間制限についてまったく触れずに、医師増員を否定する内容の報告書となっています。

医療補助職など、医師の診療を補完する職種は必要ですが、当直勤務などの医師の本来業務は他の職種が補完できるものではないので、交代制勤務を導入しない限り医師の連続した長時間労働はなくなりません。医師不足はもちろん、看護師の不足も深刻である現状をしっかりと見つめ、医師・看護師をはじめとする医療従事者を増やし、健全な労働環境をつくることが必要です。

また、この報告書ではＡＩの発展に大きな期待を寄せています。すでに述べたように、ＡＩが診断や治療に大きく貢献するとしても、働く人の労働時間を短くする保証はどこにもありません。ＡＩは24時間働き続けることができますし、故障すれば部品を取り換えれば済みます。しかし、人間には休息もリフレッシュも必要で、病気になっても部品を取り換えることはできません。人間の働き方をＡＩに合わせるようなことが起きないよう、働く人の幸福につながるような使い方を守るように、今から準備をしておく必要があるでしょう。

2　豊かな社会を目指して

少子化対策と医療界の役割

２０１８年６月現在、１億２６５０万人である日本の人口は、60年には８０００万人台にまで減少する可能性があるという推計があります。今、必要なのは、そうならないために日本の国のあり方を問い直すことです。実効性のある少子化対策には、余裕をもって子どもを産み育てることができる働き方や教育・地域など、社会のあり方を見直す必要があります。少子化を防ぐための医療界の役割は、医療界に何ができるのかを真剣に考え、地域で安心して子どもを産み育てることができる医療体制をつくることでしょう。

少子化を止められなければ日本の人口は減少し続け、やがては日本そのものが大国に飲み込まれてしまうでしょう。働く人たちが仕事に追われ過労死するような社会では、国は衰え滅びることになります。働く人たちが健康で生き生きと暮らせる社会、子どもたちと過ごす時間があり、余裕をもって暮らせる社会をつくることが必要です。

医師のワークライフバランスと社会参加

医師が時間的余裕をもてることは、医師の健康を守り人間らしい生活を保障することになるでしょう。しかし、それだけではない社会的なメリットについて考えておきたいと思います。

筆者は、日本の医師は日常、診療に追われて疲弊しているため、社会活動への参加が非常に少ないと感じています。国境なき医師団などの、本格的なボランティア精神の発揮が必要な活動から、身近な地域活動や学校行事、アマチュアスポーツへのサポートなどに医師が参加することは、とても有意義です。これらの活動を正規の医療体制で保障することは現実的には困難ですが、参加者に医療関係者がいるととても喜ばれます。地域の医師会は通常の診療以外に禁煙活動や健康講話、障害者支援、学校保健、災害支援など、地域に求められるさまざまな活動を担っています。

労働組合も、組合員の直接の利益とは関係しない社会的な問題に取り組んでいます。このような社会活動に医師が積極的に参加できる環境をつくることは、とても大切だと思います。

筆者は学校医も務めていますが、医師が足りないため三つの学校を担当しなければなりません。そのため、正規の健康診断などで手一杯で、運動会への参加や子どもたちへの講話などの活動はできていません。インターネットやゲームの発達により、子どもたちの運動量が減り、体力の低下が懸念され、いじめの問題も深刻な今、小児科医に限らずさまざまな医学知識をもつ医師たちが、学校教育や子どもたちの生活改善に関わることにも大きな意義があると思います。

また、障害者へのサポートなども広げる必要があるでしょう。これらは義務としての労働ではなく、各医師の自由な社会貢献として行われることに意味があり、健全な社会づくりに必要なことではないでしょうか。

おわりに――バカンスの取れる国、日本へ

儒教の影響を受けた日本人には勤勉に働く国民性があり、業務命令とは関係なく自らの責任感で長時間働くことを選択している、との主張を聞くことがしばしばあります。しかし、会社で長時間労働する人が、必ずしも勤勉であるとはいえないでしょう。本当に勤勉であれば、会社の仕事のみならず、家庭での役割も果たし、子どもが通う学校や、地域での役割などもしっかりと果たすはずです。それらの役割を、会社の仕事を理由に放棄することが、儒教精神であるとは思えません。現在の日本人の長時間労働を美徳とする価値観を変える必要があるのではないでしょうか。

日本人の意識や生活を変えるためにも、日本はバカンスを取れる国となることが必要ではないか、と最近、考えるようになりました。バカンスを取れる国で過労死が起こることは極めてまれです。残念なことに、誰に話しても日本では無理に決まっている、との反応が返ってきますが、果たしてそうでしょうか。

ヨーロッパでも、バカンスが定着してからあまり時間はたっていません。バカンスは、1936年のフランス人民戦線政府(反ファシズムの連立内閣)が、2週間の有給休暇制度を成立させたことが起源です。ヨーロッパの例をみると、いわゆるラテン系の人たちの多くはカトリック教徒です。彼らは、仕事は罰であるとの考えをもっているそうです。その理由は、アダムとイブが禁断

の果実であるリンゴを勝手に食べてしまったため、神が怒り、罰として男性には労働、女性には出産の苦しみを与えたと聞きます。このことは、ラテン系の人たちがあまり仕事をしない理由といわれています。少なくともバカンスを楽しむ彼らは、仕事のために人生があるとは考えていないでしょう。

一方、プロテスタントにおいて仕事は天職であり、勤勉は美徳であるとされています。しかし、北欧やドイツなどのプロテスタントの多い国家では、産業革命期の過酷な労働を乗り越え、労働時間を法によって制限し、すべての国民にバカンスを取る権利を与えています。今では、バカンスは国民の重要な慣習となり、バカンスのために1年間頑張って働いているのだと公言する人もいるようです。バカンスは、歴史は短くてもヨーロッパの多くの国ではなくてはならないものとなっています。

果たして日本にバカンスを取り入れることは無理なのでしょうか。なぜ、ヨーロッパの人々に可能なことが日本人には無理なのでしょうか。

バカンスは有給休暇制度で成り立っています。ヨーロッパ諸国の有給休暇は30日前後ですが、取得率が高いのが特徴です。２０１０年にロイター通信社などが24カ国の調査結果を発表していますが、フランスが89パーセント、イギリスが77パーセント、ドイツが75パーセントと高い取得率を示しているのに対して、日本は33パーセントで最下位となっています。19年４月施行の働き方改革では、年10日以上有給休暇の権利がある従業員について、最低でも5日以上は有給休暇を与えることが義務付けられました。裏を返せばどんなに有給休暇があっても、使用者には５日以上の休暇を与える義務はないということです。

バカンスには、人間としての健康や気力の回復であったり、家族のきずなを強めることであったりと、さまざまな社会的な効用があると考えられます。筆者も、日本が短期間で1カ月の休みを取れる国になるとは思っていません。そこで、日本がバカンスを取れる国になるヒントを探してみました。ＩＬＯ条約の１３２号には「労働者は1年勤務につき3労働週（5日制なら15日、6日制なら18日）の年次有給休暇の権利をもつ。休暇は原則として継続したものでなければならないが、事情により分割を認めることもできる。ただし、その場合でも分割された一部は連続2労働週を下らないものとされる」と書かれています。要するに、少なくとも、週に5日働いている人は連続10日、週に6日働いている人は連続12日の有給休暇を取る権利があるというものです。日本はこの条約を批准していませんが、まずはこの条約を批准し、すべての国民が連続休暇を取る権利を得ることが重要です。

これだけ科学が発展していながら、連続休暇すら取れない日本には何か大きな問題があるといえるでしょう。人間が働く目的は、自分や家族の幸福のためにあるはずです。

[17] Tamakoshi A, Ohno Y. Self-reported sleep duration as a predictor of all-cause mortality: results from the JACC study, Japan. Sleep. 2004; 27(1): 51-54.
[18] 脳・心臓疾患の認定基準に関する専門検討会．脳・心臓疾患の認定基準に関する専門検討会報告書．平成 13 年 11 月 16 日．2001: 96.
[19] Gronfier C et al. A quantitative evaluation of the relationships between growth hormone secretion and delta wave electroencephalographic activity during normal sleep and after enrichment in delta waves. Sleep. 1996; 19(10): 817-824.
[20] 佐々木司．疲労と過労．小木和孝編集代表．産業安全保健ハンドブック．労働科学研究所．2013: 424-427.
[21] Snyder F et al. Changes in respiration, heart rate, and systolic blood pressure in human sleep. J Appl Physiol. 1964; 19: 417-422.
[22] Fushimi A, Hayashi M. Pattern of slow-wave sleep in afternoon naps. Sleep and Biological Rhythms. 2008; 6(3): 187-189.
[23] Tassi P, Muzet A. Sleep inertia. Sleep Med Rev. 2000; 4(4): 341-353.
[24] 佐々木司，酒井一博．繰り返しの睡眠短縮が睡眠中の循環器機能に及ぼす影響――心拍数の変化．労働科学．1997; 73(7): 288-291.
[25] Cooper DC et al. Endothelial function and sleep: associations of flow-mediated dilation with perceived sleep quality and rapid eye movement (REM) sleep. J Sleep Res. 2014; 23(1): 84-93.
[26] 徳留省悟．東京都内の突然死の実態に関する研究．平成 5 年度厚生科学研究補助金成人病対策総合研究事業報告書．1994: 69-82.
[27] 酒井一博．運輸業・郵便業における過労死(脳・心臓疾患)の予測及び防止を目的とした資料解析に関する研究．過労死等の実態解明と防止対策に関する総合的な労働安全衛生研究平成 28 年度分担研究報告書．2018: 43-61.
[28] 山内貴史．精神障害・自殺の労災認定事案の分析に関する研究．過労死等の実態解明と防止対策に関する総合的な労働安全衛生研究平成 28 年度分担研究報告書．2018: 23-35.
[29] Kaneita Y et al. The relationship between depression and sleep disturbances: a Japanese nationwide general population survey. J Clin Psychiatry. 2006; 67(2): 196-203.
[30] Gujar N et al. A role for REM sleep in recalibrating the sensitivity of the human brain to specific emotions. Cereb Cortex. 2011; 21(1): 115-23.
[31] Buysse DJ. Sleep health: can we define it? Does it matter? Sleep. 2014; 37(1): 9-17.

参考文献

［1］ van Dongen HPA et al. The cumulative cost of additional wakefulness: Dose-response effects on neurobehavioral functions and sleep physiology from chronic sleep restriction and total sleep deprivation. Sleep. 2003; 26(2): 117-126.

［2］ Kräuchi K et al. Warm feet promote the rapid onset of sleep. Nature. 1999; 401(6748): 36-37.

［3］ van Dongen HPA and Belenky G. Alertness level. In: Binder MD, Hirokawa N and Windhorst U eds., Encyclopedia of neuroscience. Springer. 2009: 75-77.

［4］ Lavie P. Ultradian rhythms: Gates of sleep and wakefulness. In: Schulz H, Lavie P. eds. Ultradian rhythms in physiology and behavior. Springer-Verlag. 1985: 148-164.

［5］ Moller HJ, Kayumov L, and Shapiro CM. Microsleep episodes, attention lapses and circadian variation in psychomotor performance in a driving simulation paradigm. Proceedings of the second international driving symposium on human factors in driver assessment, training and vehicle design. 2003: 130-137.

［6］ 佐々木司．労働者の睡眠から見た産業疲労管理の新戦略．ワークサイエンスリポート．労働科学研究所維持会資料．1999: 1557-1558.

［7］ 久保智英 他．生活活動と交代勤務スケジュールからみた交代勤務看護師の疲労回復．産業衛生学雑誌．2013; 55(3): 90-102.

［8］ Stevens RG et al. Considerations of circadian impact for defining ‘shift work’ in cancer studies: IARC Working Group Report. Occup Environ Med. 2011; 68(2): 154-162.

［9］ マーチン・ムーア＝イード，青木薫訳．大事故は夜明け前に起きる．講談社．1994.

［10］ Folkard S. Do permanent night workers show circadian adjustment? A review based on the endogenous melatonin rhythm. Chronobiol Int. 2008; 25(2): 215-224.

［11］ Dawson D and Reid K. Fatigue, alcohol and performance impairment. Nature. 1997; 388(6639): 235.

［12］ Lavie P. Ultrashort sleep-waking schedule. III. ‘Gates’ and ‘forbidden zones’ for sleep. Electroencephalography and Clinical Neurophysiology. 1986; 63(5): 414-425.

［13］ Strogatz SH, Kronauer RE, and Czeisler CA. Circadian pacemaker interferes with sleep onset at specific times each day: role in insomnia. Am J Physiol. 1987; 253(1 Pt 2): R 172-178.

［14］ Born J et al. Timing the end of nocturnal sleep. Nature. 1999; 397(6714): 29-30.

［15］ Brunner DP, Dijk DJ, and Borbély AA. Repeated partial sleep deprivation progressively changes in EEG during sleep and wakefulness. Sleep. 1993; 16(2): 100-113.

［16］ Kecklund G, Åkerstedt T. Apprehension of the subsequent working day is associated with a low amount of slow wave sleep. Biol Psychol. 2004; 66(2): 169-176.

植山直人

1958年福岡県生まれ．鹿児島大学医学部卒業．東北大学大学院経済学研究科修士(福祉経済学専攻)．現在，全国医師ユニオン代表，医療生協さいたま行田協立診療所勤務，行田市医師会理事，ドクターズデモンストレーション代表世話人．内科医として在宅医療，産業医として労働安全衛生に力を注ぐ．著書に『起ちあがれ！ 日本の勤務医よ――日本医療再生のために』(あけび書房)がある．

佐々木司

1965年秋田県生まれ．千葉大学大学院自然科学研究科修了．博士(理学)．労働生理学者．現在，(公財)大原記念労働科学研究所上席主任研究員．主な研究課題は過労死・過労自死の理論労働科学研究，労働者の慢性疲労と睡眠に関する研究，労働者の健康を念頭においた睡眠評価法の開発．著書に『ルールがわかれば変わる 看護師の交代勤務』(看護の科学社)がある．

安全な医療のための「働き方改革」　　岩波ブックレット 999

2019年4月5日　第1刷発行

著　者　植山直人《うえやまなおと》　佐々木司《ささきつかさ》

発行者　岡本 厚

発行所　株式会社 岩波書店
〒101-8002 東京都千代田区一ツ橋 2-5-5
電話案内 03-5210-4000　営業部 03-5210-4111
https://www.iwanami.co.jp/booklet/

印刷・製本　法令印刷　　装丁　副田高行　　表紙イラスト　藤原ヒロコ

ISBN 978-4-00-270999-4　　Printed in Japan

読者の皆さまへ

岩波ブックレットは，タイトル文字や本の背の色で，ジャンルをわけています．

赤系＝子ども，教育など
青系＝医療，福祉，法律など
緑系＝戦争と平和，環境など
紫系＝生き方，エッセイなど
茶系＝政治，経済，歴史など

これからも岩波ブックレットは，時代のトピックを迅速に取り上げ，くわしく，わかりやすく，発信していきます．

◆岩波ブックレットのホームページ◆

岩波書店のホームページでは，岩波書店の在庫書目すべてが「書名」「著者名」などから検索できます．また，岩波ブックレットのホームページには，岩波ブックレットの既刊書目全点一覧のほか，編集部からの「お知らせ」や，旬の書目を紹介する「今の一冊」，「今月の新刊」「来月の新刊予定」など，盛りだくさんの情報を掲載しております．ぜひご覧ください．

▶岩波書店ホームページ　https://www.iwanami.co.jp/ ◀
▶岩波ブックレットホームページ　https://www.iwanami.co.jp/booklet ◀

◆岩波ブックレットのご注文について◆

岩波書店の刊行物は注文制です．お求めの岩波ブックレットが小売書店の店頭にない場合は，書店窓口にてご注文ください．なお岩波書店に直接ご注文くださる場合は，岩波書店ホームページの「オンラインショップ」(小売書店でのお受け取りとご自宅宛発送がお選びいただけます)，または岩波書店〈ブックオーダー係〉をご利用ください．「オンラインショップ」，〈ブックオーダー係〉のいずれも，弊社から発送する場合の送料は，1回のご注文につき一律650円をいただきます．さらに「代金引換」を希望される場合は，手数料200円が加わります．

▶岩波書店〈ブックオーダー〉　☎ 049(287)5721　FAX 049(287)5742 ◀